AQUARIUS

AQUARIUS

**AQUARIUS**

AQUARIUS

# Vision

一些人物，
一些視野，
一些觀點，
與一個全新的遠景！

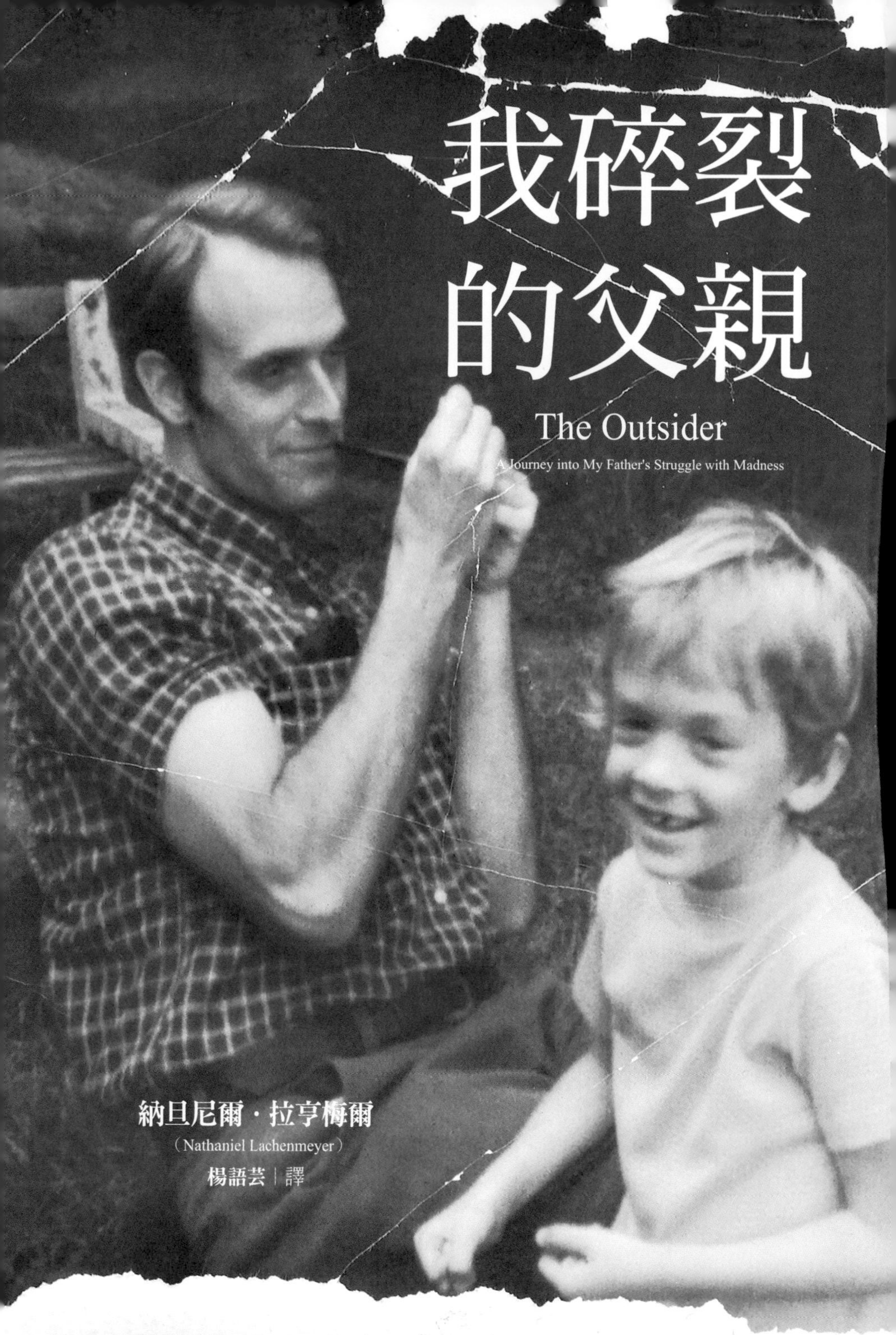

# 我碎裂的父親

## The Outsider

A Journey into My Father's Struggle with Madness


納旦尼爾・拉亨梅爾
（Nathaniel Lachenmeyer）
楊語芸｜譯

謹以本書獻給——

查爾斯．威廉．拉亨梅爾（1943－1995），

以及紐約市無數罹患思覺失調症、流落街頭的男男女女，

他們每天都在提醒我，這本書不僅書寫過去，同時也映照當下。

# 聯合推薦

本書是一本相當難得的書，這絕對不是溢美之詞。理論上來說，不像憂鬱症或躁鬱症患者，妄想型或退化型思覺失調症患者恐怕是沒法現身說法，自己來陳述經歷的一切。他們彷如進入另一世界的旅程，不容易回來了。然而，本書的作者描述的是他父親，這不只是多一份用心和理解，更是包括作者深入去看自己成長的一切，使得整本書更是難能可貴，可以說是所有的專業人員和家屬都應該好好讀一下。當然，更重要的是，作者的文筆和誠摯，讓這本書成為所有讀者都必然會感動，從中獲得更多啟示的作品。

——**王浩威**（精神科醫師）

回到父親「碎裂」的現場，在追問父親生命史的過程中，納旦尼爾揭露大多數人不願承認的事實：精神失序者也身而為人，而很多時候，為了與失序切割，我們忘記該如何對待人。納旦尼爾在書中寫他閱讀父親書信時襲來的罪疚感，不過我總感覺，這股罪疚應該屬於所有人。

——**宋文郁**（寫作者）

書中有父親淪落街頭時遭遇的人情溫暖，也有學習同理精神疾病的社會關懷；更重要的是，他讓我鼓起勇氣，去理解我那為躁鬱症所困的謎樣父親。

——**鍾岳明**（記者、紀錄片工作者）

推薦序

# 愛與恨，從來就不是正負號相抵的過程

◎劉仲彬（臨床心理師）

很多年前，為了因應評鑑與教學計畫需求，我在醫院開了一堂「精神患者家屬關懷」的講座。週末上午，窗外飄著細雨，聽眾比預期的還多，他們臉上都透露出某種焦慮，以及釋放焦慮的需求。

只有一個人例外。我見過這個女人，但忘記在哪個場合。女人四十多歲，跟其他聽眾不同，她的表情冷靜而專注，看起來就像在幫這場講座打分數的委員。這場講座主要聚焦在幾種疾患，包括思覺失調、憂鬱症、躁鬱症，以及失智症。

但大家不知道的是，這些家屬，往往才是憂鬱症的好發族群。憂鬱的核心意義是「失去」，人一旦失去了重要的東西，就會產生憂鬱，這些東西包括身體、他人、自尊、信念、生活動力，以及最重要的「希望」——絕望，是憂鬱發作的核心。

身為家屬，必須能適應患者的狀態變動，但精神症狀的起伏並不規律，亦非投藥便能穩定下來。況且，多數嚴重的患者都缺乏「病識感」（insight），服藥不是他們的選項，他們只希望被相信。因此家屬被困在各種治療方案與角色中，不敢期待他們的病情會有任何起色，也不寄望他們能回到先前的狀態，只能對自己說，過一天算一天。

看似認命，其實都是絕望。因此那堂講座，我打算畫出重大疾病的病程曲線，讓家屬參考當中的起伏，做出合理的想像與預判，並使用正確的求助管道。

「有些精神患者，一輩子會死兩次，對嗎？」

女人突然舉手，起身說了這句話。此時我終於想起她是誰，她曾在一年多前參加我的躁鬱症講座，而這句話，是我當初說過的。

女人的母親是躁鬱症患者，原本是國中數學老師，經過產後憂鬱的折磨，惡化為躁鬱症。「躁狂」（mania）發作，是十分棘手的精神症狀，因此她只能辭掉工作，專心抗病。女人是獨生女，從小就得習慣母親發作時會半夜起來刷浴缸，把整個家掀得翻天覆地，夜不成眠。

接著凌晨五點她會開始打電話給親友，把腦中那些不停運轉的偉大計畫複誦一輪，包括給教育部長的課綱修改策略、給住家社區的管理建言，還有跳躍到無法銜接的混亂思緒。

不久後，家裡會接到親友們的抱怨電話、舊上司的警告留言，甚至是轄區員警的緊急通知，可能是她在街邊挑起行車糾紛，又或是被某個店家控訴騷擾。那時的母親會在一個半月內消腫一大圈，再由父親和她合力送進附近綜合醫院的急性病房。那段路程，是她人生最煎熬的九百公尺。

她永遠記得，當母親捶打父親的腦門，而她抓著母親的手臂，不讓她掙脫，只為了將她送進急診室時，母親惡狠狠地對她說：「你不是我女兒，你被我除名了！」

當時她才十二歲，小學六年級，而那天下午形同忌日，因為她跟母親，同時死在了那天。從此之後，她再也無法擁有跟同學一樣的媽媽，那些曾在中午送便當，放學後勾著手，靠在耳朵講祕密，然後瞇著眼搖頭竊笑的場景，通通被清空了。她必須在母親與患者的形象中二選一，才能變得堅強，才能不感到失望。這是她三十年來，不斷幫母親收拾善後的動力。

因此當她聽到我說出那句話時，她哭了。她第一次感受到，原來這種想法不是逆倫，而是屬於家屬的人性。

回想當時，我之所以口出此言，是因為七〇年代的西方社會，會將躁鬱症視為某種「附身」（possessed）現象。也就是說，患者不再是我們認識的人，而是被控制的肉身，無論是被病症或惡靈接管，他都不再擁有自己。

對家屬而言，這樣想並非不孝或絕望，而是更深層的悲傷。因為他們得這樣想，才能狠下心為患者治療，才能不去怨懟他們在角色上的不適任，才能逼自己更早熟地去面對人生的關卡。

後來女人說，母親前兩個月因急性肺炎過世，三十多年的搏鬥，按理說她應該要鬆一口氣，心情要更加平靜，但為什麼明明爬出了坑洞，眼淚卻還是掉個不停？她說這句話的同時，淚水正不聽使喚地鑽出鏡框，於是在場的人全都回頭望著她，再同時轉頭看我，這下全場都在幫我打分數了。

我說，這很正常，因為愛與恨、平靜與悲傷，從來就不是正負號相抵的過程。人類的所有情緒，就像同一張體檢清單上的項目，它們會同時存在，數值間有高低落差，因此可能會產生短暫的轉移或覆蓋效果，但不會因此消失。

更重要的是，死亡會增加一個人的重量。不是肉身的克數，而是記憶的分量。當一個人的生死已成定案，不再有任何變數或想像時，我們會停止對他的批判，並開始回顧他的過往。

回顧的過程中，所有細節會慢慢浮現，愛恨不再扁平，回憶會冒出情節，而這就是身為精神患者家屬的矛盾。

因為他在死了兩次之後，又在我們心裡活了過來。

多年後，《我碎裂的父親》（*The Oursider*）又將類似的故事帶到我眼前。這本書曾在二十年前發行過中譯本，也在學校書店的暢銷榜停留過一陣子，但當時我才大四，對思覺失調以及這世界的認識還不夠深，因此注意力並未停留在它身上。

但這一次，我很認真地讀，因為它讓我想起了女人。

故事以一位流浪漢的死亡開場，這位流浪漢是作者納旦尼爾（Nathaniel Lachenmeyer）的父親，查爾斯。查爾斯原本是一名社會學教授，在學術生涯的顛峰期突然罹患思覺失調症，婚姻與家庭隨著妄想症狀相繼瓦解。在與妻子離異十六年後，他成了流浪漢，死在廉價公寓裡。而身為兒子的作者只想知道，他是怎麼一步步變成這樣的。

對他而言，父親生前只是個被封鎖的名字，死後卻成了謎團的線頭。被疾病偷走的十六年，父親是怎麼過的？而自己又是怎麼看待這段父子關係？愛恨在心頭交戰，清單上有各種複雜的情緒，因此他決定寫下來。

只有好好理解父親，才能找回心中的平靜。

因此，這本書有很多開箱方式，你可以把它當成倒敘式的懸疑小說，結局雖已底定，但懸念在於因果。作者靠著警方、法院、學術機構、醫院，以及銀行等地的通聯紀錄，如足跡追蹤（tracking）般重整每條線索，訪問每個相關人物，最後完整串連出父親這十六年來的行蹤。每個章節的標題，都是查爾斯在當時社會情境的身分，他是學者、是小偷，又或是困在症狀裡的囚犯。

你也可以把它當成某種史詩傳記，它就像逆向的《奧德賽》，不是返鄉，而是出城尋找那位未曾歸返的戰士。這場壯遊就像某種救贖，因為在作者十四歲生日那年，查爾斯無預警地現身，但他太忌憚父親的症狀，於是收下生日禮金後，他掙脫了父親的擁抱。那是他們最後一次見面、最後一個擁抱，奧德修斯終究沒能返鄉，而是客死異鄉。

同時，它也是一份關於思覺失調患者的質性研究。在理解父親病程的同時，作者也針對病因、症狀、療法，以及社福制度進行深度討論。它的遣詞用字非常親切，更讓人驚豔的是開場不久，查爾斯對於精神病流浪漢的精準描述：「**某些人會不時陷入自己的思緒中，就像我們也會在城市中迷失方向一樣，無法自拔。**」可惜查爾斯只是社會學家，而不是預言家，沒能預測到自己也將走上同一條路。

針對思覺失調，我們太常用先天遺傳因素，或後天壓力誘發體質來解釋這些患者的病因。對大眾而言，這些人就像平原上的黑點、統計上的小數點。但作者拒絕讓父親被併進小數點後幾位，他想讓讀者知道，這些症狀其來有自，可能是偏執的個性、家庭的宗教觀點，或是過量的飲酒習性，但不是用「瘋子」兩個字概括一切。

對患者而言，現實並不是突然崩解，而是逐漸傾圮。

一如作家徐振輔的形容，這是一段「不斷在空間上相遇，卻在時間上錯身而過」的遊記。作者必須讓自己成為一個局外人*，才能更客觀地去判讀父親的行跡，局外人不僅是查爾斯對人群的防衛姿態，也是作者身為敘事者的姿態。但這份敘述，卻縮短了大眾對於精神患者的想像。理解病症，才是一種真正的人道關懷。

死亡所能帶來最強悍的後勁，是讓一個人再度變得立體，無論是查爾斯，或是女人的母親。精神患者的思維，原本就比一般人來得迂迴，也許最好紀念的方式，不是墓誌銘的那兩句箴言，而是把這個人重新想過一遍。

於是查爾斯死了兩次之後，又在這本書活了過來。

* 本書原文書名為「The Outsider」，即「局外人」之意。

# 作者序

這本書寫的是我父親的故事。這本書也與思覺失調症有關。全世界約有百分之一的人口因思覺失調症所苦，單單在美國就有兩百五十萬人*，每年還有超過十萬個新增案例。思覺失調症的發病年齡雖然差異頗大，但多數發生在青少年末期，或剛剛進入成年期。要診斷思覺失調症，醫師會觀察病人是否出現一系列症狀，這些症狀通常會讓他們在工作和人際關係上出現困難。與一般人的刻板印象不同，思覺失調症與多重人格異常無關。思覺失調症的症狀包括妄想、幻覺、語無倫次、行為脫序或完全缺乏反應、情緒淡漠。包括我父親在內，約有三分之一的思覺失調症患者屬於妄想型思覺失調症，主要症狀是強烈的妄想和／或幻聽，通常圍繞某個特定的主題，但患者的認知功能和情感表現並未受到明顯干擾。

在所有精神疾患中，思覺失調症是病程最長、且最折磨人的疾病，美國每年有超過三千個死亡案例，其中百分之九十三死於自殺。超過一成的思覺失調症患者會選擇自我了斷性命，且有半數都曾企圖自盡，他們的死亡率是一般人的二至四倍。從經濟角度來衡量，這個疾病的直接治療和支持系統、病患本人喪失的生產力，以及照顧者和相關服務等，每年要耗費美國三百二十五億美元。沒有任何一種人類的病痛疾患，比思覺失調症更能深刻地刻劃出美國城市的本質；美國無家可歸的人口中，約有三分之一不是罹患思覺失調症，就是為躁鬱症所苦。

思覺失調症通常會導致病患功能大幅降低，許多患者無法維持穩定的工作，所從事的工作在社會上的地位也比父母低，這種現象被稱為「社會階層向下流動」。多數思覺失調症患者不會結婚，社交圈也多半有限。許多人只是隱約知道自己生病了，或者對自己的病況全然不察。研究大多認為，這種病的發展路徑因人而異，有人反覆發作、偶爾緩解，有人

---

＊此為二〇〇〇年的數據。根據截至二〇二四年的美國人口統計數據，罹病人數達三百四十萬人。

則長期無法好轉；完全康復的情況極為罕見。

關於思覺失調症的成因，存在許多相互競爭的理論，不過「思覺失調症是一種神經疾病」是常見的共識。也就是說，思覺失調症的成因在本質上是生物性的，而非社會性。主要的治療方法是影響大腦內神經傳導物質的抗精神病藥物，再佐以職業和社會技能訓練及支持性的心理治療。相較於過去三十年，抗精神病藥物在治療某些思覺失調症狀的療效雖然更為有效，特別是妄想與幻覺，但藥物的效益無法惠及所有思覺失調症病患，有些人服藥後還會出現嚴重的副作用。無論選擇哪一種治療，多數思覺失調症患者終生都無法避免某些症狀的影響，這個疾病目前無藥可癒。

## 父親查爾斯生平年表

1943 年——出生。

1964 年——就讀威廉瑪麗學院三年級，於州立精神病院擔任護工。

1965 年——大學以全「A」成績高分畢業，入學北卡羅萊納大學教堂山分校社會學研究所。

1968 年——以思覺失調症為主題，完成碩士論文。隔年即完成博士論文、取得學位。

1970 年——獲聘曼哈頓杭特學院社會學助理教授。

1971 年——出版處女作《社會學的語言》（*The Language of Sociology*）。

1975 年——申請終身教職被拒，且學校終止續聘，開始輾轉任教於多所大學。同年夏天，其母朵蒂死於心臟病。

1979 年——其父威廉去世。

1980 年——思緒開始脫軌，出現妄想。

1981 年——離婚。

1985 年——在精神病院住了十六個月後，於 10 月出院。同年 12 月，出院後兩個月即被黎巴嫩學院僱用，接著於開學前兩天收到課程取消通知，病情加重。

1986 年——再度住進新罕布夏州立醫院。

1989 年——受大學與美國海軍合聘，飛到波斯灣為海軍教授心理學和社會學。

1993 年——3 月至 1994 年 1 月，流落伯靈頓市街頭。

1994 年——因行乞、吃霸王餐多次被捕，1 月 26 日遭強制送往佛蒙特州立醫院住院十個月後，於 11 月 28 日出院。

1995 年——1 月 2 日，死於心臟病發。

目錄

人生加諸於我們的一切，無人能夠抗拒。
那些事在我們意識到之前便已發生，
一旦發生便牽引著我們走向另一條路，
直至種種阻隔橫亙於理想與現實之間，
最終，我們將徹底迷失自己。

——《日暮途遠》（*Long Day's Journey into Night*），尤金．歐尼爾（Eugene O'Neill）

# 第一部

我們將記憶作為最深遠的遺贈，遺留在人間。

——查爾斯．拉亨梅爾，〈思想控制與美國的技術奴役（？）〉第一期

第一章——

# 流浪漢

一個人對著空氣大聲自言自語，這事不對勁：我們通常是對著某個人才會說話。父親察覺到我的恐懼，他低聲告訴我，就像我或他會在城市中迷失方向一樣，某些人不時也會陷入自己的思緒中，無法自拔。

我依舊記得第一次見到流浪漢時心中的震驚。一九七八年十二月一日，我九歲生日前一天，那天下雪，我和父親按照往例一起前往曼哈頓西區一家專門販售超八釐米設備和電影的商店。每年我的生日派對上，吃完午餐和蛋糕後，父親就會在他鑲木地板的辦公室一角，架好放映機和移動式布幕。六、七個孩子，四下黑暗，再加上一點想像力，父親的辦公室就有了一種老電影院的魔力。在這樣的午後時光，我們會看查爾斯・卓別林的《馬戲團》（*The Circus*）、貝拉・盧戈西的《吸血鬼德古拉》（*Dracula*），以及鮑里斯・卡洛夫和文森・普萊斯在《烏鴉》（*The Raven*）中對決——它們在剪輯成適合八釐米規格的版本時，影片長度都縮短了，正好讓我們在天黑前還能踢一場球。每年最新放映的電影就成了我家的收藏品。

我和父親在店裡的恐怖電影區仔細研究了一個小時，這是我們最喜歡的電影類別。最後，我們在《大洪荒》（*One Million BC*）和《科學怪人》（*Frankenstein*）間猶豫不決，於是選了《它們！》（*Them*），一部講述巨型放射性螞蟻的經典邪典電影。我們說好來年要挑一部喜劇片。離開那家店後，我們發現積雪量不夠多，還不能打雪仗。父親一邊問我接下來想幹麼，一邊又忍不住笑意，他早知道我的答案：二十年後，美國自然歷史博物館仍舊是我最愛去的地方。

我在威徹斯特和布朗克斯邊界一個叫佩勒姆的小鎮長大，雖然離曼哈頓只有三十分鐘的車程，但童年時與父親一同進城的感覺，想起來就像大冒險一樣。我牽著父親的手，感覺自己快樂又驕傲地走在擁擠的街道。我們不是沒進過城的鄉巴佬，而是勘察領地的征服者。

爬上博物館門前的大階梯，我因為興奮而心跳加速。我們走過六十三英尺長、載著假西北海岸印第安人的獨木舟，但我們連看都沒看一眼，也略過「鳥的世界」和「非洲人類」這兩區，直接衝到展示非洲哺乳動物的卡爾・埃克利廳才停下腳步。我們會在這裡逛一整個下午，盯著那些裝著玻璃眼珠的大象、獅子和羚羊。小時候我整天都在聊這些動物，父親似乎也跟我一樣熱衷。

隨後來到海洋生物館，我在我最喜歡的展示品——一隻懸吊在天花板、實體大小的母藍鯨複製品下來回走動時，我告訴父親一個大祕密：我喜歡動物更勝於人類。我原以為他會對我的宣言大感震驚並深受觸動，然而，他卻微笑著在我額頭上親了一下，說他有時也有相同的感覺。

我們最後參觀的展品雖然讓我嚇破膽，但又好令人著迷，讓我移不開目光：在模擬深海的昏暗燈光下，一尾抹香鯨與一隻巨型烏賊正在進行生死對決。我貼著玻璃告訴父親，因為抹香鯨有牙齒，牠是我最愛的鯨魚。父親則說他最愛的是座頭鯨，因為牠的歌聲。我們在這令人敬畏的場景前又停留了幾分鐘，然後父親提醒我，該回家吃晚餐了。

搭地鐵到時代廣場後，我們決定跨過四十二街，走到中央車站去搭車，而不是轉乘接駁列車。我們還沒有放棄打雪仗的念頭。正當我們牽著手走出地鐵站，對這天的一切感到心滿意足時，流浪漢出現了。他很高，幾乎跟我爸爸一樣高，而且非常瘦，一頭蓬亂的長髮和糾結的鬍鬚，衣著骯髒又不合身。他的肩上、頭髮和鬍子都積著一層薄雪，雖然跟我們有些距離，我依然能聞到他身上的味道。我本來不覺得害怕，直到他試著跟我們說話，我才被他的聲音嚇到。他在呼吸間吐出一團團白霧，語速很快，聽起來充滿怒氣。我還沒來得及弄懂他在說什麼，爸爸就把我拉走了。

我們停在街角等綠燈，我屏住呼吸、縮起下巴，慢慢轉頭，看到他仍舊站在原地，在飄落的雪花中瘋狂說話、比手畫腳，好像我們還站在地鐵出口、認真聽他說話一樣。我捏了捏父親的手，往他身上靠，心想還好爸爸就在我身旁。我的直覺告訴我，我看到的事很可怕、很不合常理。一個人對著空氣大聲自言自語，這事不對勁，違反了人類行為的基本原則：我們通常是對著某個人才會說話。燈號轉綠，我一邊過馬路，一邊回頭看。父親察覺到我的恐懼，他低聲告訴我，就像我或他會在城市中迷失方向一樣，某些人不時也會陷入自己的思緒中，無法自拔。

從那天起，每次造訪曼哈頓，我都會看到流浪漢。雖然每個流浪漢的臉孔各不相同，但他們的穿著或外觀都很相似：飽經風霜的粗糙肌膚、骯髒的衣著、雜亂糾結的頭髮。不過，時間的煉金術終究將我的恐懼轉化為煩躁與冷漠。流浪漢悄無聲息地從我的意識中退出，進入思緒中專用來存取平凡事物的角落。他成為都市生活的一部分，既不多也不少，就像是尖峰時段或計程車一樣。

一九九五年一月二日晚上，一名五十一歲男子因為心臟病發，在佛蒙特州伯靈頓市教堂街上的某個老公寓二樓喪命，該地離紐約市約三百英里。隔天早上，房東發現他倒臥在床邊地板上，於是打電話報警。警方派了一位員警前來偵辦，他在檢查過屍體後注意到，就伯靈頓市中心的標準來看，這間公寓異常破舊。他觀察得愈仔細，就對躺在地上的死者愈感到好奇：充滿水漬的石膏牆面、滿是汙漬又磨損嚴重的地毯，沒有個基本的小廚房或電爐，加上舊貨店買來的二手家具，在在都是赤貧的表徵。奇怪的是，床邊小書架上，卻有一疊整齊的紙，是男人的履歷。

員警驚訝地發現，死者曾是一名教授、一位社會學者，還寫過好幾本書。受過高等教育，理應能避開這種窮困潦倒的人生結局才是。

員警走到臨街的小窗前，將其中一扇打開一點縫隙，好讓暖氣散發出來的熱氣消散些。他注意到教堂街上人來人往，幾家人拖著滑雪板，慢慢地沿著街道步行，孩子們興奮地來回穿梭，聲音伴隨著冷空氣傳來。窗前有一張摺疊桌，雜亂地堆了幾個中國餐館的外帶盒、四個空啤酒罐、塞滿菸蒂的塑膠杯，以及一堆拆開的信件。員警查看信件，發現六封大學寄來的拒絕信，看來死者最近在應徵教職。另一扇窗旁邊，有張發霉的扶手椅，幾本書在地上散成扇形，包括從當地圖書館借來的書，書名看起來像是學術用書，一本封面印有除夕煙火的伯靈頓旅遊指南，以及布魯克林波利預校和維吉尼亞州威廉瑪麗學院的校友名錄。

威廉瑪麗學院的校友名錄蓋住了一本活頁筆記本，細小又凌亂的字跡填滿內頁。員警翻閱筆記本時，法醫來到現場。「這不合理，」員警像是自言自語，又像是對法醫說道：「這個地方的狀況，和他在筆記裡宛如無窮無盡的語彙。像這樣的知識分子，卻淪落至此──他怎麼會淪落到佛蒙特州伯靈頓市的這間公寓？」

回警局後，員警查了這名男子的背景。他的犯罪紀錄裡有一串輕罪，例如非法入侵、沿街乞討和吃霸王餐，犯行時間多在一九九三年冬天的那四個月內。從紀錄上來看，他死亡時居住的那間公寓，對他而言生活條件已經大幅改善：從一九九三年三月到一九九四年一月，他曾是個流浪漢，就住在伯靈頓街頭。

員警調出死者的檔案時，被他遭逮捕時拍的照片嚇了一跳。照片中的男子是教堂街上一名臭名昭彰的流浪漢；在市區巡邏的每一個員警都認得他。不過，他跟教堂街公寓內躺在地上的那個男人長得不太一樣，照片中的男子頭髮又長又黑、又凌亂，一臉大鬍子，穿著一件骯髒的冬衣。但死者的鬍子剃得很乾淨，頭髮修剪整齊，穿著便宜但保守的長褲、牛津衫、腳上還穿了西裝襪。員警核對照片背面的資料後，確認他們是同一人。

被逮捕的人和教堂街的那名死者都是白種人，棕灰髮色、淡褐色的眼珠，身高差不多有一九四公分。這些描述完全吻合，只有一個例外。員警在公寓中看到的死者，體重有九十五公斤，但照片中的人則是六十三點五公斤。看著這些數據，員警明白了：這名流浪漢一年前差點餓死在街頭。

當天稍晚，法醫來電告知驗屍的結果：死因是心臟病；自然死亡。接下來要做的事是通知家屬。從死者皮夾中的一張卡片看來，他去世前是伯靈頓一家非營利社會服務機構——霍華德社福中心的服務對象。員警聯繫了霍華德中心的工作人員，得知這名死者在一九九四年一月二十六日因行乞罪名被逮捕，遭強制送往沃特伯里市的佛蒙特州立醫院接受治療。他入院時的診斷，是妄想型思覺失調症。經過精神藥物的治療後，他狀況穩定，十一月底出院，那時距離他死亡只有五個星期。

員警聽到「妄想型思覺失調症」一詞時，瞬間覺得這個案件中的許多矛盾難解之處都說得通了。多年來，他處理過不少人對精神疾患流浪漢的指控，通常就像這個男子犯下的輕罪一樣。流浪漢時不時就會爭辯自己的清白、聲稱過去取得多少令人印象深刻的成就，但員警總將這些視為虛構的妄想。他之前無從證實那些說法，也沒有任何理由將他們如今窘迫的境況與過去——那些他們還未淪落街頭的時期——連結起來。

霍華德中心的工作人員告訴員警，在佛蒙特州立醫院的紀錄中，表哥克里弗・艾瑞克森被列為親屬聯絡人，紀錄中還提到他的前妻和一個兒子，不過沒有聯絡方式，看起來他們已經數年沒有來往。員警打電話給克里弗，通知他表弟過世的消息，就此結案。克里弗打電話給我媽，我媽再打電話給我。

父親過世時，我住在曼哈頓——我們過去經常一起冒險的目的地，也是遊民的領地。喪禮前夕，我夢到一九七八年我首度遇到流浪漢的畫面。夢中，我遠遠看著八歲大的自己獨自站在街角回頭張望。流浪漢站在地鐵入口處狂吼並用手比劃著，但不是在自言自語，而是對我咆哮。我不明白他在吼什麼，他看來一點也不像我父親，但我不知怎麼地就是知道，他就是我父親，我也知道他想告訴我的事。我想要回答他，我明白了，但我無法移動，也無法言語。我只能無助地站在那裡看著他。這場夢無休無止地延續了一整夜，他不停地想對我說些什麼，而我只是站在那裡，啞口無言，街燈在紅與綠之間閃爍不定，彷彿時間被困在無盡的循環之中。

那晚入睡前，我強迫自己按照時序重新閱讀這些年父親寄來的信件，想找出一些合適的內容，在隔日喪禮致哀詞時宣讀。此外，我也想要深刻檢視自己這些年來對待父子關係的方式——自從我父母於一九八一年離婚後，我們幾乎完全依賴書信往來。他們離婚後，我只見過父親兩次。他很常打電話來，但他的行為太奇怪也太反常，讓人心神不寧，我媽不得不二十四小時都開著電話答錄機。她也試著攔截他寫給我的信，但我常搶在她之前拿到信。我手上總共有二十封信，第一封的日期是一九八二年，最後一封是一九九一年寫的，也就是爸爸去世前四年。

信件寄來的時間很隨興，平均每幾個月就會有一封，信裡通常會有些奇怪、嚇人的附件：自費出版的小冊子，內容充滿偏執的假設，企圖揭露一場竊取他社會學研究的大規模陰謀；幾張父親在酒吧被人毆打、鼻子受傷的拍立得照片；還有從色情雜誌上撕下來的露骨頁面，上面的手寫標註指出，照片中的人物分別是我爸和我媽，以及一個曾與他有染的女人。信件內容本身充滿父愛，但總會有一兩段透露出他思路中的妄想與幻覺。我留著所有的信件和大部分的附件，但很少回信。

我翻到其中一封信，馬上知道我要在喪禮上唸出這段內容。那是父親在一九八六年為我十七歲生日寫來的信，這段期間他相對穩定，正在努力掙脫過去的陰影。

最最親愛的納旦尼爾：

我寄了一包文件給你，表示我的研究即將告一段落，預計在四月完成。我想多花幾塊錢，讓這個夢想更體面。這份研究大約是十三個月的工作量。我總共寄出了一百五十份文件，這就算是完成了。如果今年沒能找到工作，我會在秋天把它濃縮成十頁，連同我的履歷再寄出去。從現在起，我的策略是專心為專業刊物撰寫文章，這件事我會一直堅持下去。

這是你的生日禮物，我希望你至少能從中學到一課。不論環境多麼不利——我的狀況就是這樣——永遠沒有理由放棄——不論寫詩或是作畫（這是我當時的興趣）——或是跟我一樣浸淫在深奧的議題中。我甚至不對那些郵件抱持期待，只要有幾封信件表示他們感興趣，或有人願意提供一份工作就好。不過，就算這些都不會實現，知道自己交出了最好的作品，而且未來還會繼續堅持下去，仍舊讓我感到滿足。這才是最重要的事。

你或許會先收到這封信，過陣子才收到那包文件，因為我無力負擔用快捷郵件寄送那些資料。別忘了，我可是記得你的生日的哦。

愛你的父親

我收到這封信時，並不理解父親的病症讓他遭遇到什麼困境，我只知道自己因為他一連串的電話留言和信件蒙受壓力。他的教誨在當時自然沒能對我產生什麼影響，直至他過世後，我才深有所悟。如果當時我能更有先見之明，也許我會將父親的教誨運用在我們的關係上，趁著他思緒重拾清明之際，試著重建我們曾經擁有的一切。然而，我無法放下對他的恐懼，或對他那些怪異行為的排斥。

三年後，也就是一九八九年，父親寄來一封充滿情緒化妄想的信件，我回了一則短箋，切斷我們之間所有的聯繫。

我的解釋很簡短：「我無法活在你的世界裡，你也不能活在我的世界。」但他仍舊不時寫信來，直到五年後，一九九四年的聖誕節，我才終於回寄了一本我寫的童書，作為聖誕節禮物。我想讓他知道，我已經走出青春期，儘管已是遲至二十五歲的年紀，也準備好重新與他建立關係。我把書寄到新罕布夏州的曼徹斯特、他晚近寄來信件的回郵地址。父親在一週後於佛蒙特州伯靈頓去世時，不知道我還惦記著他。

我一一閱讀這些信件，發現自己還記得大部分的內容。然而當我打開最後一個信封，卻對它毫無印象。郵戳日期是一九九二年十月，回郵地址是佛蒙特州伯靈頓希克街十六號。我大為震驚，原來我早就知道父親從新罕布夏州搬到佛蒙特州，我只是忘記了。如果我記得最後這封信，他死前或許還有機會收到我的禮物。

父親之死讓我醒悟，但為時已晚，最後這封信中的各種線索都指出，他的生命即將進入一個會讓他更加絕望的階段。他頭一次在信中稱呼我為「納旦——」，結尾僅寫了「父親」，過去那些親暱的稱謂：如「親愛的納旦尼爾」和「愛你的父親」都不見了。他的字跡也變了，以往工整細緻的字體變得潦草不均，反映他的心理狀態正在走下坡。他在信中提到寄了最近研究的摘要給我，但是他忘了將它放進信封。

納旦——

你可能會對附件感興趣。以「我的經驗」為基礎，我把所有的直覺形式化，藉此將二十年的工作壓縮成九個月。當前急需：三百二十五元。嘗試籌集二十五萬元的可能性。正在設法尋找從澳洲到沙烏地阿拉伯的工作機會或資金來源。同時考慮三個本地工作，並聯繫了一家教師機構。不論這些計畫是否成真，計畫在九月之前前往加拿大。基於這次的經歷，我對這個國家的管理能力喪失了信心——我能證明這一點。會等市場反應後再行動。在佛蒙特大學的圖書館裡完成研究以打發時間。正在找律師起訴曼徹斯特心理健康中心。有三位證人，一個人成功通過可信度的測試，另外兩個可能也會通過。無法確定中情局、五角大廈或你媽有沒有責任。如果你對附上的資料有任何興趣，請告訴我。

父親

伯靈頓希克街十六號

佛蒙特州，郵遞區號〇五四〇一

附註：克里弗投資了三百美金，我的前房東則是一千五百美元，節省外食開支，到一月時將會有兩百五十到三百美元的可支配餘額。

父親在一九九二年十月寫了最後一封信給我，五個月後，他淪為街頭遊民。我不明白他在信中提到的曼徹斯特心理健康中心或他所謂的「測試」，不過我看得出來，這封信是在委婉地跟我開口要錢。我很想告訴自己，直到父親去世、我重新發現這封信後，我才明白其中的意圖。不過事實上，再次拿起這封信，我清楚記得當年讀信時內心的驚訝：我的父親竟然向久疏問候的兒子伸手要錢。那時我雖然已經二十二歲，卻沒有意識到，僅僅這一點就表明他的處境極為困難。我已經習慣將父親視為一個難以捉摸、時而怪異的通信者，以至於完全失去了對他的認識——一個在現實生活中掙扎著重建人生的男人。我沒有回覆這封信，父親也再未與我聯繫。

隔日早晨的喪禮上，我朗讀父親在我十七歲生日時給我的忠告：「不論環境多麼不利——我的狀況就是這樣——永遠沒有理由放棄。」父親遵從了他自己的忠告。員警在父親公寓找到的大學寄來的拒絕信證明了，即便流浪街頭長達八年，他仍舊努力擺脫過去，仍舊努力奪回自己的人生。

至於我，我並未及時學到這一課。我在他還活著的時候就放棄了他、放棄了我們的父子之情。雖然為時已晚，我決定無論如何都要聽從他的教誨，畢竟，如果無論如何都不該放棄，那麼即便是死亡也不該成為阻礙。得知父親身亡、知道他生前一直是個流浪漢後，我決定不再轉身背對他。我決心找出事情的真相和原因——來回答調查父親死因的員警的提問：「他怎麼會淪落到佛蒙特州伯靈頓市的這間公寓？」

一九九五年夏天，「流浪漢」這個詞不斷在我耳際隆隆作響，隨著我對遺棄父親的愧疚感而被放大。我開始研究、開始在共同性中——骯髒的衣物、凌亂的頭髮、蓄滿風霜的鬍鬚——辨識出遊民各自獨特的模樣，並在每一個模樣中，看見一個個鮮活的人。我開始區分年輕與年長、新來的或老手、有毒癮或是精神疾患，我好奇他們每個人如何經歷類似的轉變。我想和他們交談，從他們身上了解父親的疾病，以及他的街頭人生。

我被回絕過好幾次：一位從奧瑞岡來的中年男子，住在古巴大使館外的紙箱裡，他說自己跟卡斯楚能心電感應；一個面色蠟黃的削瘦女子，每次都跟不同的男性遊民一同出現；還有一位二十來歲的年輕人，相貌出奇俊美但蓬頭垢面，每天都站在同一個街角，對路人口出穢語。然後，我認識了蒙面騎士，一個斷牙、瘸腿的中年黑人，住在曼哈頓默里丘地區的門庭和走廊超過十年。某天早上，我坐在他身旁，跟他說我的父親也曾是流浪漢後，詢問他能否回答幾個問題。很顯然他跟我一樣，從一開始就想找人說話。我們很快變成朋友，每天早上在同一處大理石門廊前吃早餐。有時候我們各付各的，有時候由我請客。偶有幾次，他前一天討來的錢還有剩，還會堅持要請我。

蒙面騎士一點一滴地對我托出他的過去。他一九四〇年代在費城長大，一九六〇年代初期搬到紐約，想成為小號樂手。他曾與幾位爵士樂的大人物同台，包括邁爾士·戴維斯（Miles Davis）和約翰·柯川（John Coltrane）。他的事業高峰是一九六五年參與柯川的經典專輯《升天》（*Ascension*）的錄製。不過一九六〇年代末，狀況急轉直下。他睡在東村一間酒吧地下室的地板，把時間花在製作一本拼貼書，內容是從廢棄雜誌上隨機剪下的單詞和片語。他深信這本被他命名為《原子科學》的書——因為「這書名聽起來像是人們會閱讀的東西」——價值連城，但又說這本書在完成之前就被偷了。從那以後，他的生活就一直在無家可歸與勉強棲身之間徘徊。

某天早上，在乾掉一支傑克丹尼迷你瓶威士忌後，他告訴我他的真實身分。蒙面騎士原來是他童年時喜歡的西部片主角，他無法解釋事情是如何發生的，但一九八〇年代，他發現自己真的變成了蒙面騎士。他神祕兮兮地告訴我，他老婆是血色騎士，另一位西部系列影集的角色。他不告訴我她的名字，但說她就住在附近，每天上班途中會給他一塊錢。他們從未公開談論過他們的婚姻，但蒙面騎士確知，她知道他們的婚姻關係。

蒙面騎士對一個主題特別有防心——他父親。等到他終於對我敞開心扉談起他的父親時，我才發現我們之間竟然有一種出乎意料的連結：我們都是在父親的存在與缺席之間，形塑出現在的自己。

「我不想多談，但這件事得說清楚：我從來不認識我爸，我甚至沒見過他。他被捅了，所以只好進了殯儀館。然而，他們透過我爸才能這樣傷害我。我之所以知道這件事，是因為有天我坐在街角，感覺像是有人在割斷我腿上的神經。一定是這樣，因為神經不可能無緣無故就癱了，必然是有人動了手。他們從我的屁股一路往下切到大腿，再切到小腿。他只需要一碰，就真的非常痛。那感覺就像是哪裡痛，我爸就在哪。但他根本不在那裡！這實在很難搞清楚，我父親已經在他的墳墓裡，還幫辦公室那些人這樣做。我不明白他們為什麼要這樣搞政治，對我而言，這是不對的，非常不公平。總統也有孩子、有老婆，卻還傷害每一個人。傷害我、傷害我的家庭。天啊，我們只是勉強支撐下去，僅存的那些人也都只是苟活著。」

我們吃早餐時，蒙面騎士會從襯衫口袋拿出他的活頁小筆記本至少一次，然後寫下數字一到七，例如，當他解釋政府如何利用他父親的鬼魂來害他殘廢並流落街頭時，他在一整頁寫滿了數字序列。出於好奇，同時也想花點時間來消化他剛才說的話，我問他這些數字代表什麼。

「我聽說七在很久以前是個重要的數字。這表示從一到七會有某種特殊的能量流動。所以，如果你遇到困難，你可以寫下來，它們會改變那種能量。而十一——它跟死亡有關——就是死亡，數字十一。如果你寫十一就完蛋了。七，也可以代表死亡。如果便祕或喝了一杯酒之後，或者跟某人談話時，我就開始寫數字。我通常寫到七，但現在似乎已經很熟練了，不必一路數到底，多數時候數到三就結束了。但政治不一樣，現在的政治很糟。」

他的世界中這些神聖的象徵，幾乎讓我產生共鳴；聽他說話就像從偏遠的小島第一次步入教堂，你茫然盯著十字架上的耶穌、聖母瑪利亞、靠背長椅、燭台和聖壇。你知道它們都有意義，這個奇怪的世界對於建造的人很重要，但你完全無法產生連結。每個思覺失調症患者心中，都有一座完整的思緒之城，除了它的建築師外，誰也無法進入。

蒙面騎士至今仍是我的朋友，他依然住在街頭，除了瘸腿萎縮外，其他依然如故。我一度想協助他改變現況，有天早上，他提到他在費城還有手足，我說服他跟家人們聯繫，但他告訴我，不想讓他們看到他現在的樣子。「而且，」他語帶隱晦地說，「我的家人很麻煩。」他不願多談，但也明白告訴我，他說的「麻煩」不只是他父親而已。我建議他去收留中心過夜，不要睡在地鐵站，但他說上回被那裡的工作人員嫌棄身上的味道，他絕對不會再去。我又問他是否願意跟我去急診室，讓醫師檢查他的腿，他說自己的問題是政治性的，如果他能讓能量流動變得正確，他父親就會離他而去，他也就能夠「站起來並且走出這裡」。我不曾提到他的精神疾病，他不認為他有精神問題；有一回我提到這事，他後來整整一個星期不跟我說話。最後，我用他幫助我的方法幫助他，就是出現在那裡，聽他說話。

當蒙面騎士告訴我他家裡有麻煩時，我第一時間想到的是他有孩子。一如既往，他的回答讓我嚇了一跳。

「我相信孩子在這裡，我現在五十四歲了，所以我知道他們就在這裡。但是他們出生的方式和一般人不一樣。基本上，他們是靈魂生的，我不知道你能否明白，其實每個家庭都有十個孩子，有些人比較幸運，可以上床去幹那檔事。然後九個月後，女人去醫院，便有了娃娃。但許多人無法經歷這些。但只要他們認真想，他們就會知道自己也有孩子。這就是他們在這裡的方法。我要說的是，我也是個人。如果我所在的地方無法讓我無法做那事，孩子還是會在這裡。我常常在想我的孩子。」

談到這裡時，我差點問了一個無可饒恕的問題：他會不會怨恨孩子們不理他，讓他淪落街頭、與政府抗爭、與他父親的鬼魂和他的瘸腿奮戰？但我從他的表情可以看出，他沒有怨恨；他的微笑顯示出他的關愛以及身為父親的驕傲，比任何言語更有力量。該是我們各自展開新的一天的時候了。那天的早餐一如繼往地結束。我們握手道別，蒙面騎士伸了伸他的瘸腿，朝公園大道的方向走去。他打算到中央車站與妻子會合。如果運氣好，他可以湊足零錢吃頓午餐，再買個迷你瓶傑克丹尼威士忌，讓這天好過一些。我目送他一瘸一拐地沿著石板街道緩緩離去，通勤的上班族快步繞過他，遠處是大飯店和摩天大樓。此刻，我不禁開始好奇伯靈頓是什麼樣子，試著想像站在教堂街上的感覺——那一條美國街道也曾有個流浪漢以街為家。

# 第二章——局外人

「他說喜歡待在戶外，然後說這讓他成為外人。我一直記得他說的話，因為我也這樣認為，一個外人。他在自己家裡，就像個局外人。」

父親去世後整整一年，我才初次前往佛蒙特州的伯靈頓市，也才知道遊民不是紐約的特產。伯靈頓座落於尚普蘭湖東岸、綠山山脈西邊十英里處，是當地的旅遊重鎮；三萬九千名人口造就它登上佛蒙特州第一大城的地位。我父親乞討、喪命的教堂街是市集廣場所在地，位在伯靈頓的市中心，鋪磚人行道兩側盡是高級商店，街尾則有一棟白色的尖塔教堂。隨著季節不同，遊客造訪的目的也有所不同，他們會在尚普蘭湖划船，前來欣賞秋色，或是在滑雪場奔馳，玩累了就到市集廣場歇歇腳。市集廣場也吸引遊民聚集，佛蒙特州據估計有六千名。川流不息的人潮和沿路錯落的公園長椅，為遊民提供了乞討、看熱鬧和彼此交流的機會。

一九九六年一月，我頭一回走在教堂街上，四周是一家子一家子的遊客，穿著彩色外套，拖著滑雪裝備。我感到不滿的是，這片看似不起眼的小店街區，竟然毫無紀念痕跡——彷佛這裡不曾是個戰場，一個屬於二十世紀的蓋茨堡[1]或阿波馬托克斯[2]，應該設立一座紀念碑才對。就在這裡，曾有一個男人打了一場偉大的戰役：保有自我、向心靈之癌宣戰。這時我突然想起，這場戰役還未結束。高級餐館路尼思對面的公園座椅上，一個蓬頭垢面、滿臉鬍髯的男子，一邊用顫抖的手點菸，一邊喃喃自語。行人就算看到他，也都表現漠然。我好想坐到他身邊，聊聊他的父親，和能量流動以及他的十個孩子，雖然一時間很容易以為所有遊民都共享一套象徵與隱喻，但我終究沒有駐足。

我繼續沿著教堂街往前走，想要感覺到一點特別的、有意義的事物，卻終歸徒然一場，

1 美國內戰時期，規模最大的戰役之一發生在蓋茨堡，史稱「蓋茨堡戰役」。
2 Appomattox，南北戰爭結束時，南軍向北軍投降之處。

我猜自己是想要找尋父親的蹤影。我把手伸進外套口袋，捏著一張我最喜歡的照片——這張已經有折角的快照，是我們在一九七〇年代末拍攝的。照片中的父親坐在公園長椅上，英挺且一臉自信。他點起菸斗、嘴角掛著笑意。我站在前景，對著鏡頭咧嘴笑，露出一口大白牙，手肘也擺出大動作。比起我倆其他任何合照，這張照片最能代表我們所失去的，和我們本可以擁有的時光。

伯靈頓廣場的商場入口，有個近三十歲的年輕人，身著骯髒的軍裝，灰色運動衫也已破損，激動地一邊說話一邊比劃。周遭的人流都避開他，彷彿他比實際尺寸大了好幾倍一樣。我隨著人群走過他身邊時，他注意到我在看他，肢體也變得僵硬，原來我已不自覺地進入他的領域。他對我的反應如此專注，讓我感覺自己彷彿已經喊出了他的名字。我繼續往前走，刻意抑制自己不要回頭看他是否還盯著我。我聽到自己的聲音說著：「那可能是你。」

我漸漸對市集廣場比較熟悉，也開始覺得自己不再那麼格格不入。調查父親死因的員警告訴我，我爸爸住在當地時，會在路尼思餐廳打發時間。走到街尾的教堂前時，我停了下來，然後回頭走進酒吧。從落地窗往外看，滿臉鬍鬚的遊民還坐在長椅上，從這個視角，我發現他正盯著路尼思。

我轉身跟酒保攀談——他跟我在伯靈頓遇到的幾位中年男子很像，身材圓潤，都留著一撮海象似的大鬍子。他在路尼思工作已經超過十七年，主動和常客們聊天是他們的工作習慣。我們聊了幾句，我問他是否記得查爾斯．拉亨梅爾這個客人，他說沒聽過，還幫我問了一位熟客對這名字有沒有印象，但那位客人也搖了搖頭。我拿出父子的合照給他們看，描述了我爸在一九九〇年代初可能的樣子。酒保盯著我——我的長臉、我略高的額頭、微微突出的下巴——突然想起過去一名他不知道名字的熟客。

路尼思是教堂街每天最早開門的地方，我父親一週至少要進來一兩次。一九九三年春天，他第一次光顧時，就在窗邊的位子坐了好幾個小時，盯著教堂街看得出神，偶爾在筆記本上寫點東西。他總是點一樣的早餐：雞蛋、咖啡和一兩罐百威啤酒。酒保解釋道：「我們有個規矩：早上不賣酒。我猜他能進來並且被接待，是因為他的打扮像個學者而非耍馬戲的。他不穿牛仔褲和皮衣，身上也沒有一堆刺青，他一向穿著卡其褲、皮鞋和牛津領襯衫。」酒保一開始曾懷疑父親是遊民，但看他的穿著，和他經常刷卡買單，就又不是那麼確定。過了幾個星期，他是流浪漢一事就毫無疑問了。「他坐在那邊愈久，狀況就愈不好。一開始他的頭髮還跟我一樣，但後來變得蓬亂，鬍鬚也雜亂，指甲變得骯髒。」

父親外貌的改變讓女侍者感到不舒服，酒保便邀請父親坐到吧檯來。雖然他明擺著孤身一人，但卻不曾利用酒吧的熱絡氣氛交朋友。「我從不曾見過他跟任何人說話。」酒保停頓了一下，微微轉身，讓那些熟客們也加入行列，顯然準備開始講他常講的故事。「他一直坐在那裡，我們只聊過一次，那是唯一一次我跟他聊到他的行為。他坐在吧檯的位子上自言自語。吧檯還有其他顧客，大家都覺得不太自在，所以我走過去告訴他，『你別再跟自己說個沒完沒了。』他說，『我不是在跟自己說話，我在跟我媽說話。』我接著說，『就算是這樣，你跟她說話時也別發出聲音。』然後他閉嘴，不再自言自語。他安靜地把啤酒喝完，然後離開。」

酒保笑著聳聳肩，他的故事說完了，常客們都報以微笑；他們都聽過這個故事。我謝謝他撥出時間講故事，然後走出餐廳。一時不知道要去哪裡，我便坐在對街的長椅上——滿臉鬍子的遊民已經離開——從這個視角看著路尼思。過了幾分鐘，我才發現下雪了。我不再糾結於父親身為流浪漢的樣子，而是思索著，為什麼他會在奶奶去世二十年後，還聽到她的聲音。毫無疑問，在生命的最後階段，我父親正回望著他的過去。員警在他的公寓發現威廉瑪麗學院的畢業紀念冊，他在那裡就讀大學；也發現布魯克林波利預校的校友通訊錄。問題是：他在找什麼？畢業紀念冊不難解釋：他為找工作而撒網，想聯繫那些在一切困境開始之前就認識他的人。然而，這無法解釋他為什麼會聽到奶奶的聲音。

雪停了。如織遊客來來往往，他們的聲音和曳步，驚起教堂街上的鴿子們振翅群飛。路尼思慢慢湧入午餐的食客。我想從父親的視野去看眼前的一切，但我辦不到。坐在被小尖塔教堂的影子遮住陽光的公園長椅上，我知道自己無從理解他的世界，也不可能知道其中神聖的象徵。幻聽是思覺失調症最重要的病徵之一，他說自己聽到聲音，並且「自言自語」，這都不意外。但我忍不住問自己，他的幻聽以他母親的聲音呈現，其中是否有任何意義？

最後，毫無頭緒的我走回車上。我明白了，要了解父親作為流浪漢的人生，我不該從他死亡的地點出發，不該是佛蒙特州的伯靈頓，而是他出生的地方：紐約州的布魯克林。

兒時住在佩勒姆時，我盡可能不去家裡的地下室。如果要洗衣服或是牽腳踏車，我總會加快腳步、心跳加速，眼睛也不敢亂看。裝潢了一半的空間十分陰冷，地下室唯一的照明只有幾顆光禿禿的燈泡，光照不到的地方一片漆黑。讓我感到恐懼的不只是黑暗，還有我家的貓不慎誤食毒藥後，就躲在這裡等死。在那之後，我總是把地下室跟死亡聯想在一起。在我看來，祖父於一九七九年去世時，我爸將裝有祖父遺物的手提箱，以及早四年前去世的祖母的遺物，一同存放在那裡，非常合情合理。

那棟房子的所有權還在我們家手上。從伯靈頓回來的隔天，我搭火車去佩勒姆，在房子的地下室找到那些皮箱。它們在櫃子的深處一個疊一個，一旁就是我的桌遊，我翻找時雙手顫抖：昔日的恐懼再度襲來。我發現皮箱和背板間有兩個棕色紙袋，心中萬分緊張。紙袋子裡各放著六個空的啤酒罐，依稀還有啤酒的味道。想到父親離家多年後，我居然能找到他當年偷偷摸摸喝酒的證據，著實不可思議。我覺得自己像是個盜墓者，就把紙袋放回原處，開始翻看皮箱裡的遺物。

站在光禿禿的燈泡下，我翻閱陳舊信件和幾本電話簿，盯著相片中我不認得的親戚，也檢視祖父留下來的二戰紀念品。空氣中滿是灰塵和老人家的氣味，就像是祖父母在布魯克林灣脊區的公寓一樣。那地方堆滿易碎的小擺設，所有家具上都覆了一層塑膠膜，電視開得很大聲，實非一個小男生會喜歡去的地方。他們在我年幼、還沒長記性時就過世了，我從照片中認出他們，但看著他們的面孔，卻只激起一種模糊的不安感。而這種感覺似乎與我當下所處的環境無關。

翻看過他們的遺物後，我把信件和電話簿帶回曼哈頓。接下來幾天，我聯絡電話簿上的每一個號碼，但沒能找到還記得他們的人。我去了一趟灣脊拜訪舊街坊，也在布魯克林的報紙登了尋人廣告，卻都沒有結果。我覺得時間太過久遠，布魯克林已經忘記拉亨梅爾一家。我的舊識中，只有一個人可以告訴我父親的成長過程：他的表哥，克里弗．艾瑞克森，也就是警方第一時間通知父親死訊的親人。自從父母十五年前離婚後，我就不曾見過這位表伯父，很想趕快見他一面，當然是因為他是父親發病後，唯一持續保持聯繫的親戚。

一週後，我坐在克里弗家的客廳，細看歲月在他臉上還留下多少拉亨梅爾家族的特徵。他看起來跟我記憶中的樣貌相去不遠，長臉、下巴線條分明，和我們家族所有男性一樣，額頭很高。小時候在克里弗身邊總讓我覺得不自在，現在從成年人的眼光來看，我明白個中原因了。他慈愛的笑容與冷靜、慎重的言論，看起來就像是努力自我克制的結果，而非本性的自然展現。他的臉每隔一段時間就會抽動一下，更加深我這種印象。在克里弗和他已故的弟弟喬爾年幼時，他們的母親就去世了，兄弟倆由我的祖父母撫養長大。我和他談及我爸的成長故事，頗好奇在拉亨梅爾家族中長大，對克里弗有什麼影響。

祖母朵洛蒂婭．卡普斯，於一九〇五年出生在布魯克林，在三個孩子中排行老么。她的父親是個麵包師傅，母親據說是德國皇室的後裔，不過這位馮．辛德勒貴族在十九世紀家道中落後，就把自己的頭銜賣掉了。朵蒂高中畢業後成了一名祕書，她有張漂亮的臉蛋，不過體型肥胖，也沒能好好整理一頭亂髮，弄得自己看起來疲憊不堪又邋遢。加上牙齒不時就發出神經抽動的喀喀聲，讓她的外表更不討喜。

從各方面來看，朵蒂都是個麻煩。她很傲慢，常擺出一副冷漠的樣子，對身邊的人極度多疑。克里弗用一個場景為例，說明她在一九五〇年左右跟鄰居間的相處模式：「我們爬樓梯回公寓時，有個鄰居轉頭問：『男孩們今天表現得怎樣？』朵蒂回他：『你說男孩們今天表現怎樣是什麼意思？難道他們昨天有什麼不對嗎？』朵蒂就是如此敏感。」

我的祖父威廉・拉亨梅爾，出生於一九〇六年，父母都是藍領階級，一家人住在布魯克林綠點區一間寒冷的鐵路公寓裡。威廉個子不高、肩膀狹窄，鼻子很大，笑容迷人，他把這歸因於他身上的愛爾蘭血統。他十四歲離開學校就找了個賣勞力的工作。一九三二年和朵蒂結婚後，開始在布魯克林聯合瓦斯公司上班，一做就是四十年。接下來的十七年，他花了十五年就讀夜校，最終拿到商業管理的碩士學位。威廉在追求朵蒂時寫的情書和二戰時的書信都顯示出，他是個被動的男人，性情平和，有宗教氣質，深愛妻子。

結婚十年後，獨子查爾斯・拉亨梅爾才在一九四三年出生。當時威廉三十七歲，朵蒂三十八歲，兩人住在布魯克林灣脊區的一間單房小公寓，步行即可到漢密爾頓堡和拉法葉堡。根據家族傳言，朵蒂身體有些狀況，所以無法受孕，直到她在一九四〇年代初期割除盲腸後才有了改善。然而兒子出生後，朵蒂對他的態度顯示出，高齡懷孕很可能是意外，有關她「病情」的謠言可能是經過精心策劃的，目的是盡量減少人們對她不想生小孩的猜測——當時可容不得這種想法。

查爾斯出生才三個月，祖父威廉就被徵召加入二戰的行列。這給了朵蒂繼續工作的理由，查爾斯開始跟阿姨法蘭西絲、姨丈，以及克里弗和喬爾兩個表哥同住。姊妹倆住在同一棟大樓裡的單房公寓，朵蒂在法蘭西絲的公寓用餐，也只有吃飯時會看到自己的兒子。讓人不解的是，即便威廉在一九四五年十月退伍返家，查爾斯仍舊住在阿姨家。查爾斯叫法蘭西絲「媽媽」，反而直呼朵蒂的名字。顯然朵蒂已經把照顧兒子的責任永遠轉嫁給她姊姊了。

一九四七年，意外發生了。三十多歲的法蘭西絲因為心臟衰竭過世，她的酒鬼丈夫本來就會在喝酒後消失好幾天，這時乾脆人間蒸發。朵蒂和威廉只好領回查爾斯，並收留法蘭西絲的兩個孩子，克里弗和喬爾當時分別是十歲和五歲。五口之家擠在單房公寓中，雖然生活條件產生巨大的改變，朵蒂仍舊抗拒扮演母親的角色。她和威廉從未正式領養克里弗和喬爾，而且還是鼓勵查爾斯叫她的名字而非「媽媽」。這一切也讓三個男孩之間的關係變得複雜且令人困惑，他們一生都互稱對方為「表親兄弟」。

根據克里弗的說法，新的家庭責任對朵蒂產生深刻的影響。「她過去不曾當過母親，卻突然間多了三個孩子要撫養，對她是非常大的壓力。事實上，我母親剛過世後，朵蒂完全不吃東西。她瘦了一大圈，看起來就像要跟她姊姊一起死掉一樣。」還好法蘭西絲去世前不久，曾介紹她一個宗教團體——基督科學箴言會。為了因應姊姊的死以及她的新責任，朵蒂開始定期作禮拜，也經常帶著查爾斯、克里弗和喬爾一起去。威廉一直是個虔誠的天主教徒，但對於妻子突然改信基督教沒有什麼意見，顯然是因為天主教和基督科學看起來頗為相似。克里弗至今仍是箴言會的信徒，他認為「全因基督科學箴言會，朵蒂才好起來」。

基督科學箴言會創辦人瑪麗・貝克・艾迪，在一八七五年出版《科學與健康》一書，為該教派立下里程碑。根據《科學與健康》的闡述，基督科學箴言會有兩個主要信條：第一，物質世界並非獨立於我們的感知而存在；第二，我們對物質世界的感知是一種錯誤的信念，也就是所謂的「罪」，它使我們偏離了道德生活。無論是我們的身體、大腦、周遭世界，還是生與死，這些全為妄念，會阻礙我們與基督科學所稱的「神聖心智」合而為一。基督科學箴言會的主張之所以誘人，是因為它宣稱，只要我們相信疾病、衰老和死亡都不存在，就能夠治療所有疾病、停止老化，並且避免自然死亡。基督科學箴言教派相信，正是因為疾病、老化和死亡等妄念，我們才會經歷這些表象。他們還主張，《聖經》中記載的奇蹟，其實是基督科學運作的眾多範例之一，而耶穌正是第一位基督科學箴言的實踐者，以此來鞏固這些信念的正當性。

基督科學箴言會之所以吸引朵蒂，可能是因為其理念中，暗藏一種微妙的傲慢與偏執，也可能是教派承諾的奇蹟，還有它與基督教的關聯性。即便不深入探討基督科學創辦人瑪麗．貝克．艾迪奇特的身世，至少有一點值得注意：既然身為基督科學的「發現者」，且自稱是所有基督科學信徒之「母親」，她本人為何仍無法避免正常的衰老跡象。她當然不能將這種現象歸咎於缺乏信念，只能轉而尋求其他解釋，將責任歸因於他人，以及她所謂的「惡意動物磁性」。動物磁性說也稱為梅斯默催眠術，是瑪麗．貝克．艾迪撰寫《科學與健康》時所流行的一種另類治療流派。她相信動物磁性——即運用心靈力量對他人施加治療——既非正面，也非無害的力量。

在最新一版的《科學與健康》中，〈揭密動物磁性〉一章說明了這種偏執的思想：「良善的動物磁性正在消失，而其惡質的特徵開始顯露頭角。罪惡之網在幽暗的人心深處悄然編織，絲絲縷縷交錯成形，愈發縝密精巧。當今社會潛伏的精神操控手法隱密至極，不知不覺間讓人陷入懶散與麻木，而這種遲鈍與冷漠，正是為惡者最想要的結果。」瑪麗．貝克．艾迪相信，惡意動物磁性能在生理上損害基督科學箴言會的信徒，也會侵蝕他們治癒自己及他人的能力，甚至會殺害他們；正是這些「心靈刺客」要對她的老化與疾病負責任。她甚至怪罪心靈刺客害她的第三任老公喪命，儘管醫師診斷他的死因是心臟衰竭。她在《波士頓郵報》一八八二年發表的一封書信上寫道：「外子因惡意磁性而喪命……我知道他是被毒死的，不是世間有形的藥物，而是催眠的毒藥。」

就算基督科學箴言會真的拯救了朵蒂，也不是憑藉克里弗設想的那種途徑。基督科學箴言會為她提供了一種社會能夠接受的方式，讓她表達那些原本可能被視為精神異常的想法。透過將自己的特質納入一個宗教信仰體系，她得以擺脫由於行為與社會期望不符而衍生的壓力。

朵蒂對基督科學箴言會的信仰，不是偶爾閱讀《科學與健康》而已。一九四七年以後，她在生活的每個層面都努力執行教會的教義，信仰也對她的家庭產生至大的影響。威廉因為信奉天主教，某種程度被隔絕在外，但男孩們在成長的每個階段中，都被灌輸一套精心編織的妄想思維，有條不紊地否定了社會整體所教導孩子的一切現實觀念。

成長過程中，我只聽父親提過一次基督科學箴言會。有回我在朋友家吃飯，他的父母堅持我不能將手肘放在餐桌上，我問爸爸為什麼。他告訴我，每個父母有各種不同的信念，教養孩子的方法也就有所不同。為了說明這一點，他跟我講了自己兒時的經驗來佐證。他有次在朵蒂面前摔了一跤，膝蓋擦破皮。他哭了，但朵蒂完全沒打算安撫他，只是盯著他。最後她告訴他，「你沒事，只要想著自己沒事，傷口就會消失。」他舅舅佛萊迪聽到哭聲，走過來想幫他清理傷口，但朵蒂請他不要干涉，並且不斷告訴我父親，「傷口會消失的，只要不斷想著自己沒事，傷口就會不見。」我問父親為什麼奶奶不肯幫他，他說這是因為她相信「基督科學箴言」的教義。

與克里弗、喬爾不同，我爸不曾信過基督科學箴言會。面對朵蒂不斷的勸誘與灌輸，他堅持己見、不願屈服，這使得他在家族中逐漸被孤立。這麼多年來，父親仍舊不太相信基督科學。克里弗說：「孩提時他很少參加家庭外的活動，我們是非常親密的家庭，少有什麼機會可以從事家庭以外的活動。」父親的因應之道，就是退居到自己想像的世界裡。小時候他就會在床邊一坐便是好幾個小時，將襪子套在手上，想像自己是參戰的騎士來自娛。在一〇四公立學校，他總會編一些驚世駭俗的故事來嚇他的朋友、逗樂老師。克里弗舉了個例子，有次查爾斯說自己有一隻紅色老鼠，他們一起經歷各種冒險，把老師嚇壞了，直說這事一定是他編的。事實上，查爾斯真的有一隻紅色老鼠，只不過是個橡膠玩具老鼠。

我和克里弗談到基督科學箴言會，以及它對父親的影響時，童年與父親的對話一直出現在我腦海裡。我開始理解，父親的童年深受祖母信仰的影響。我也認為，這些影響，與父親後來在伯靈頓仍舊聽到去世多年的母親的聲音有關。坐在箴言會的信徒克里弗面前，我無法直接提及這件事。不過在跟他道別前，我還是問了克里弗怎麼看待我父親的遭遇。不出我的意料，他把一切歸因於個人的墮落——傲慢與酗酒的綜合影響——多年來他一直努力幫助父親重新回到信仰，他相信基督科學箴言會終將拯救他。

夏天是父親童年生活中，最自在快活的時光。每年夏天，拉亨梅爾家會離開布魯克林幾個星期，跟著朵蒂的哥哥佛萊迪一家，前往他繼承的一處產業，它座落在卡茨奇山的葛林伍德湖附近，原本是一家供餐的宿舍。我向克里弗告辭時，他建議我打電話給佛萊迪的孫女瑪麗蓮——我之前從未聽過這位親戚——她會告訴我更多父親在葛林伍德湖發生的事。我一到家就打電話給她，迫切想知道我爸爸的童年時光，我知道她們一家都不相信基督科學箴言會，這也是我急著要找她的原因。

我以為瑪麗蓮和我爸成年後就再也不曾碰面，但她告訴我，一九八六年我爸突然打電話給她，距離上次聯絡已經超過二十五年。他們在電話裡愉快地回憶起葛林伍德湖的時光——每天早餐前的晨泳；下午坐在山丘上，在小孩子看來，群山如此遙遠；十二歲時，他在小屋後將初吻獻給九歲的她，不過後來卻被蜜蜂追著跑。聊到家人為了幫他們消腫、用泥巴敷滿他們全身時，他們笑得無法遏抑，瑪麗蓮因而憶及自己還是個小女孩時，曾經愛過這個男孩。

葛林伍德湖的夏日時光讓查爾斯有機會步出家庭的陰影。每一年前往葛林伍德湖，查爾斯似乎都會和流浪犬交朋友，而這位新朋友也會忠心耿耿陪伴他度過夏天。他喜歡帶著狗探索湖邊森林，瑪麗蓮經常跟著他們一起去冒險。查爾斯對森林知之甚深——樹木和岩石的名字、每塊他找到的化石有什麼歷史——他也喜歡擔任瑪麗蓮的嚮導。瑪麗蓮告訴我，走得愈遠，父親就愈快樂、愈放鬆。「他跟他的表哥、父母完全不同，他非常親切，而且充滿活力，比起我們，他更有一點思想家的味道。我記得有次我們坐在山丘上，應該是最後那一兩年去那裡避暑，我問他最喜歡葛林伍德湖的哪一點，他說喜歡待在戶外，然後說這讓他成為外人。我一直記得他說的話，因為我也這樣認為，一個外人。他在自己家裡，就像個局外人。」

一九八六年再次聯繫後，查爾斯每年都會打一兩通電話給瑪麗蓮。她感覺到他有點不對勁，因為他不斷重提過往。除了擔心他抑鬱寡歡外，瑪麗蓮還懷疑查爾斯酗酒，畢竟家族中已經有好幾個前例。某次通話時，她證實了這個猜測。查爾斯的聲音聽起來像是感冒了，瑪麗蓮勸他要吃好一點，他說冰箱只有啤酒，別無長物。

除了酗酒，瑪麗蓮不曾懷疑查爾斯還有其他問題，一直到一九九三年一月、也就是他淪落街頭的兩個月前，他們最後一次通電話。掛斷電話前，瑪麗蓮突然明白，查爾斯瘋了。「不知道為什麼，他似乎想要給我什麼東西，好像我跟他要了什麼東西似的。我問他，『你在說什麼啊？』他說：『那麼，你想要見總統嗎？』我說：『查爾斯，這是什麼意思？』然後他說，『你知道的啊，我可以請他飛過去見你。我想要他認識你，你想要見他嗎？』我試著告訴他，總統應該很忙，但他一直重複一樣的話。掛斷電話前，他約好會再打電話給我，但他失約了，從此再也沒有消息。」

那天晚上，我反覆思索瑪麗蓮提供的新線索：我爸在無家可歸前的幾個月，一直在追尋過去。他在祖母過世二十年後仍然聽見她的聲音，愈來愈像是別有深意，而非單純的偶然。我很想知道他和瑪麗蓮一起回憶起葛林伍德湖時，心裡有什麼感受？那是他尚有未來可期的時光，一種時間的彼岸。想到他對總統的評論，我也好奇，他年輕時放棄了帶有偏執與自大妄想的幻想系統，晚年卻反倒深陷於另一個更為怪異、更加個人的妄想世界之中，難道只是巧合嗎？

就讀一〇四公學九年後，父親在一九五七年申請波利預科學校全額獎學金獲准，那是灣脊區獨一無二的一所私立學校。一九九六年，父親死後那年春天，我參加他高中的三十五週年同學會，戴著名牌和一頂三十五週年紀念棒球帽，在校園裡閒晃，整個下午都在櫻花樹下和廣闊的草坪上，與其他同樣穿戴的人攀談。學校已跟我爸的同學們打過招呼，他們知道我會參加聚會，因此對我相當客氣，然而我的出現顯然與他們懷舊的氣氛有些格格不入。

波利預校提供查爾斯一展才智的機會。他很快就適應校園生活，並展現出卓越的學習能力，但始終維持局外人的姿態。有個同樣拿獎學金的同學憶道，「查爾斯跟我常常在說，我們這些公立學校出身的孩子跟那些比我們家境更好的學生一起入學。有段時間，『我們』和『他們』井水不犯河水。我認為查爾斯喜歡這樣的區別，不只是因為學業成績很重要，他也喜歡在有錢小孩的地盤上打敗他們的感覺。」顯然查爾斯已經習慣格格不入，也自覺與眾不同。他沒打算和波利預校的學生打成一片，反而樂於從身為局外人的身分中獲得力量。

高中生活讓查爾斯首度感覺到有這樣一個世界，獨立於瑪麗．貝克．艾迪所謂的現實之外。新發現的自由讓他十分著迷。生平第一次，沒有人要求他放棄自己的想法和信念，他只需要認真求學，證明自己的學習能力即可。受到鼓勵的查爾斯開始用批判的視角來檢視自己的家人以及他們的信仰。當時的高中還沒有社會學的課程，他利用課餘時間埋首圖書館，把每一本有關家庭問題的心理學和社會學專著找來閱讀。為了剖析家人之間的互動模式，並避免自己在這些互動中變得容易受傷，查爾斯開始像一位初出茅廬的社會理論家般思考。

我從伯靈頓回來後，開始閱讀父親早期已出版或未出版的學術著作，它們全放在佩勒姆那屋子地下室裡的一個檔案櫃中。我發現他在就讀研究所時，就寫了文字量足以出書的手稿，標題是「人類行為釋義」，內容談及當代社會學研究方法的不足。有一頁特別能夠看出，年輕的他為了了解自己家裡出了什麼問題，做了哪些努力。他探討如何在自身既是研究者、又是參與者的情況下，對社會行為的解釋進行驗證，並舉了以下這個例子：

「假設你的父母要求很多又很難搞，你雖然一直都知道，但你願意犧牲，因為你認為他們也會為你付出所有。然而，從各種偶發的小意外看來，你發現父母非常自私：要求你為他們犧牲，但他們什麼事都不願意為你做。為了測試這個論點是否正確，你設計了一個情境，其結果對你有益，卻會讓你的父母付出代價。例如，每年聖誕節，你哥哥、嫂嫂和他們的孩子都會回家過節。每年聖誕節的五天假期，你都願意讓他們睡你的房間，自己就暫時睡地板。今年聖誕節你決定檢驗你的假設，所以你拒絕讓出房間，也不願意睡地板。然後，你觀察父母有什麼反應。你希望父母能夠認同你的決定，並讓你哥一家去附近的旅館過夜——他們當然會有些遲疑，但終將讓步。然而，若你的預測正確，你的父母只會變得更加索求無度，一旦你拒絕聽話，他們就會提出更過分的要求。他們永遠不會退讓，同時會將所有壓力強加在你身上，要你屈從。這是你提出的理論，你得決定要測試到什麼程度，結果又該如何確認。」

讀到這段文字，很難不認為查爾斯在青少年還住在家裡的時期，確實進行過這樣的實驗，當時已經成家並育有兩個孩子的克里弗，正是他假設中的長兄。查爾斯得出結論：「研究者必須按照自己的假設來行動，才能驗證這些假設是否正確。為了做到這一點，他必須隨時調整自己的言行，迅速適應變化，這可不是正常人能輕易辦到的。」

這段陳述雖然多少帶點吹噓，但也有其事實，甚至可能超出說話者本來的意圖。當然，查爾斯在這裡使用的「正常」，指的是「一般」，而非「不正常」的反義。不過說實話，把自己的家人當作科學研究對象，本身就是一種不正常的行為。設計出這些「實驗」不代表查爾斯本人不正常，而是一個相當聰明的男孩在面對其惡劣成長環境時，一種創新的回應方式。然而，把日常互動當作一系列的延伸實驗，作為受到隱藏規則約束的遊戲，而這些規則又不能讓那些跟自己互動的人知曉，這樣的行為所帶來的混亂和壓力，很可能讓人不安。尤其當實驗對象是自己的家人時，更是如此。

查爾斯與家人漸行漸遠，從高二暑假起，他就不再和家人一起去葛林伍德湖。他在緬因州德克斯特找了份工作，在瓦薩奇男童學習營當洗碗工。德克斯特約有五千人口，座落在緬因州中心。克里弗和查爾斯在波利預校的同學都提到，夏天結束後，查爾斯回到布魯克林時變得不一樣了。

對查爾斯來說，德克斯特的工作讓他脫胎換骨。黃昏時他開車進城去，在街上閒逛，與鎮上的失業者混在一起。他遇到的人都有點粗野、孤僻，而且有點危險。就在街頭晃蕩時，查爾斯第一次聽到有人公開嘲弄基督科學箴言會，他也在這些地方發現自己滿愛喝酒；這兩種經驗讓查爾斯初嘗叛逆的滋味。朵蒂滴酒不沾，也不認同喝酒的行為，查爾斯也很清楚，她同樣不會贊成他跟那些與基督科學信仰格格不入的人來往。在德克斯特，他發現了一個與波利預校及其所承諾的光明前途截然不同的世界。這個世界讓他想起灣脊區，以及自己的工人階級出身，那裡還未被基督科學箴言會或家族的封閉觀念所汙染。他第一次發現有個地方讓他身為局外人卻不覺得孤單。有人遞給他一瓶啤酒，把他視為「異類中的異類」，熱情地迎接。

在德克斯特遇到的人讓查爾斯產生認同感，但他高三時的成績仍舊優異。在收到全額獎學金後，他決定跟隨克里弗和喬爾的腳步，入秋後前往維吉尼亞州威廉斯堡的威廉瑪麗學院就讀。一九六一年六月，他從波利預校畢業後，那個暑假又前往瓦薩奇男童學習營工作。黃昏時在德克斯特四處閒晃，一瓶啤酒在握，查爾斯感受到無比的快樂。想到可以拋開布魯克林和他的家庭，他欣喜若狂。他有充分的理由相信，未來是屬於他的。

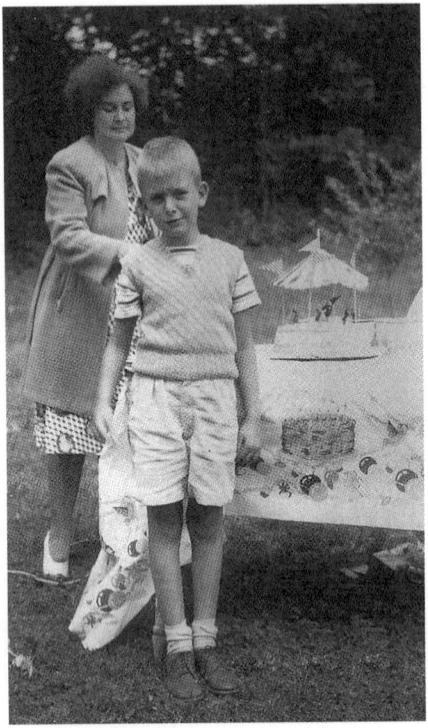

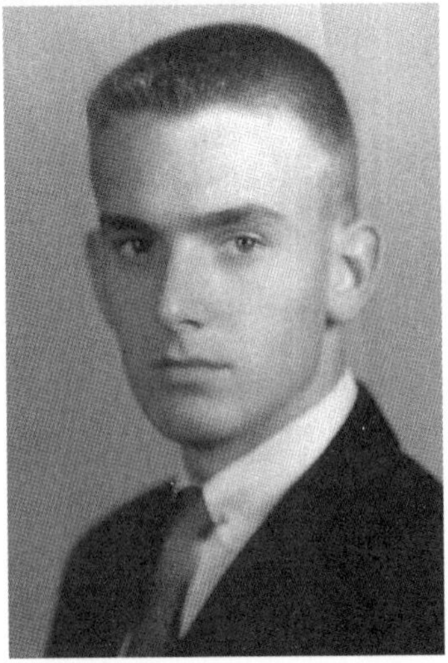

他在自己家裡，就像個局外人。

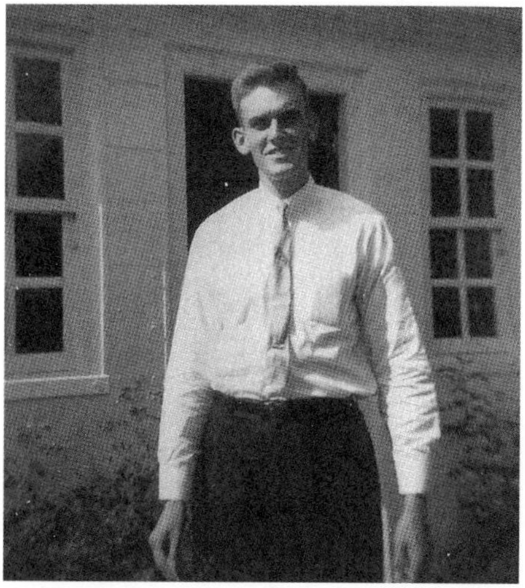

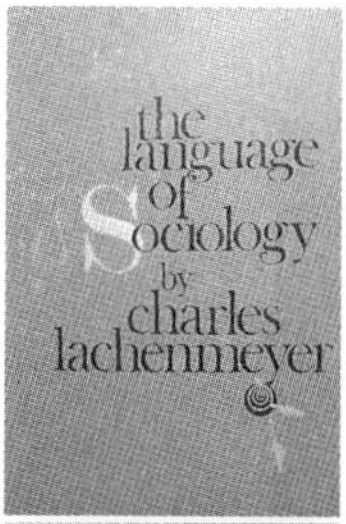


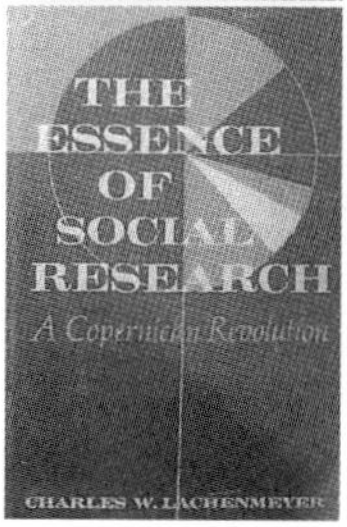


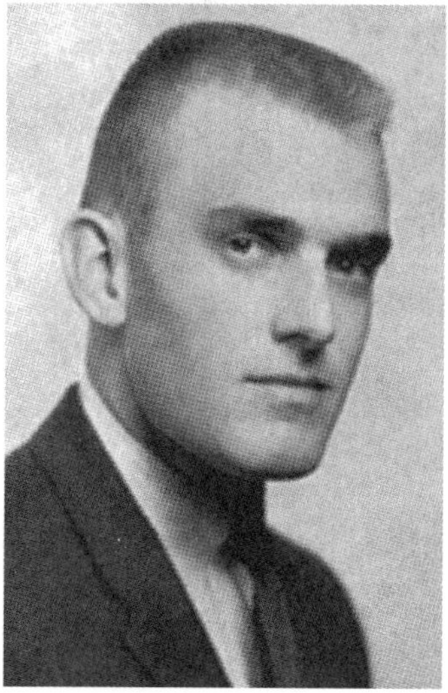

查爾斯把自己看作是「思想的守門人」。
在教授們眼中，他是個前途無可限量的年輕人。

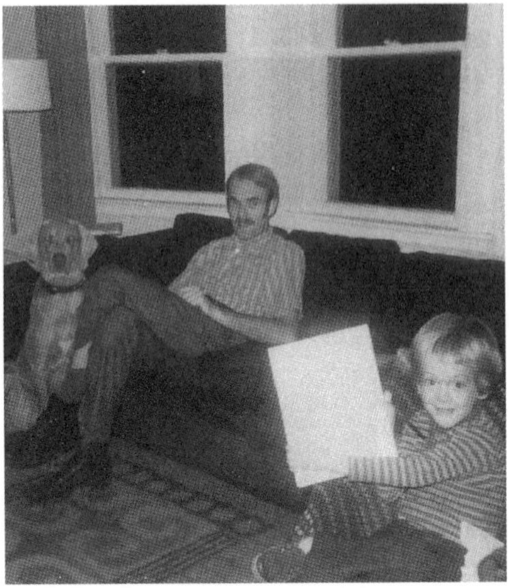

對父親而言，現實並不是突然崩解，而是逐漸傾圮。他始終在崩潰的邊緣苦撐。

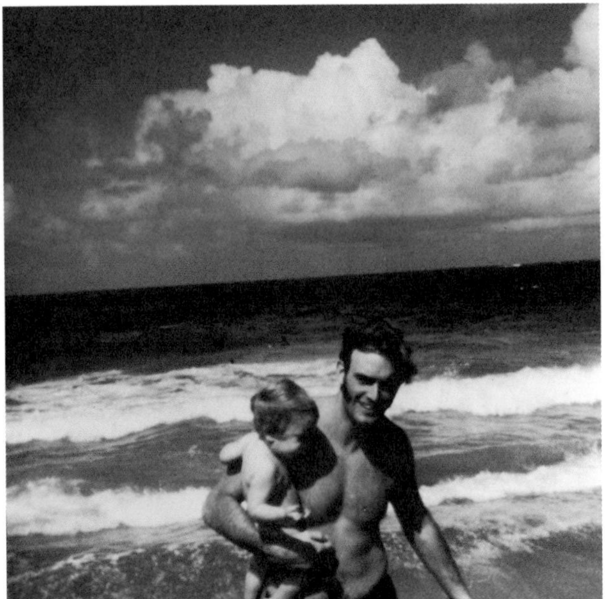

我必須了解，我的父親，我的探險夥伴、我所有偉大計畫的合作者，怎麼會變成世界上最讓我害怕的人。

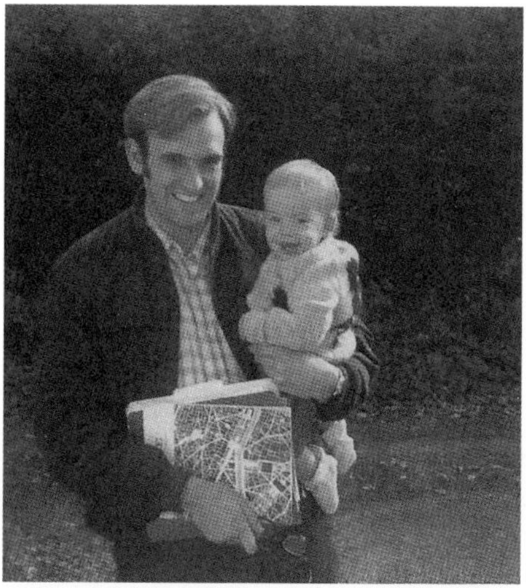

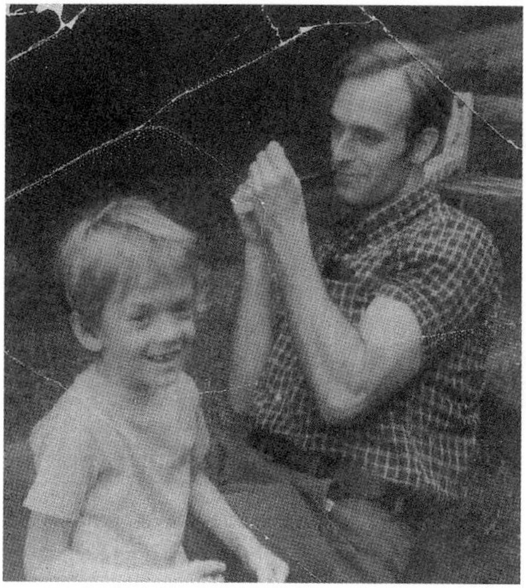

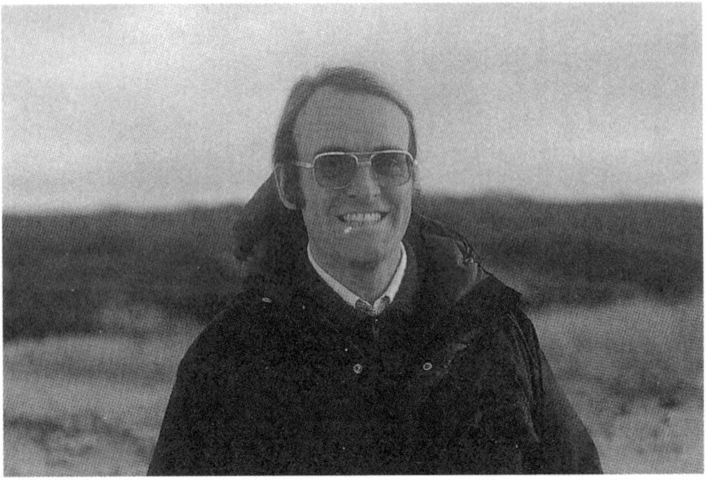

每位思覺失調症患者心中都有一個完整的思緒之城，除了它的建築師外，誰也無法進入。

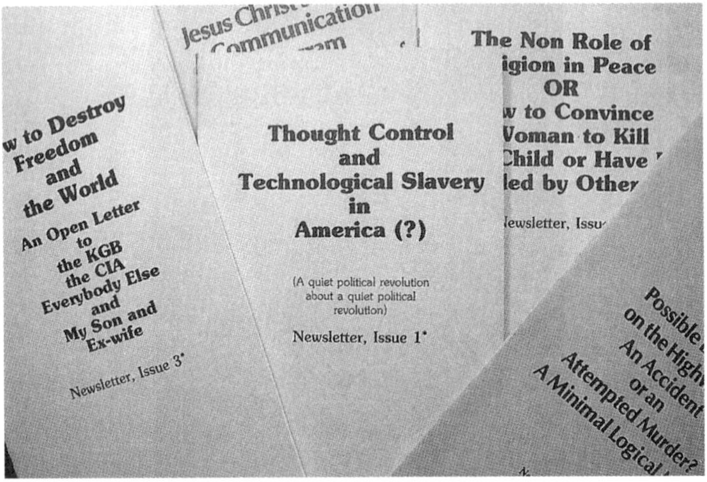

他努力不讓自己和珍視的一切被吞噬，
同時在黑暗的陰影中掙扎求生。

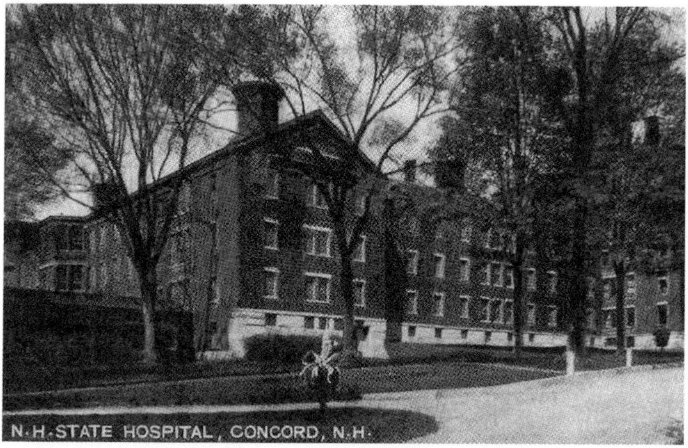


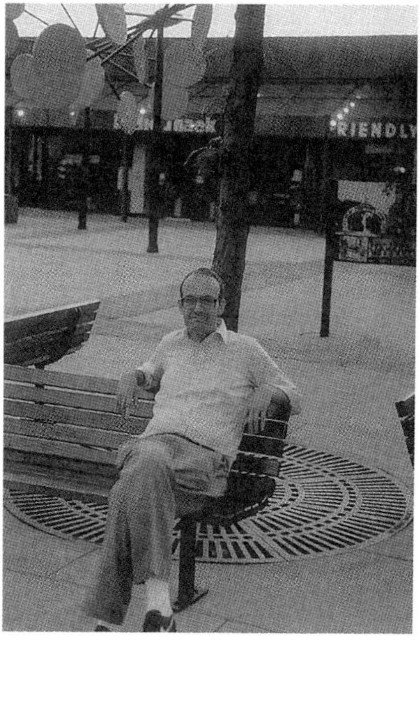

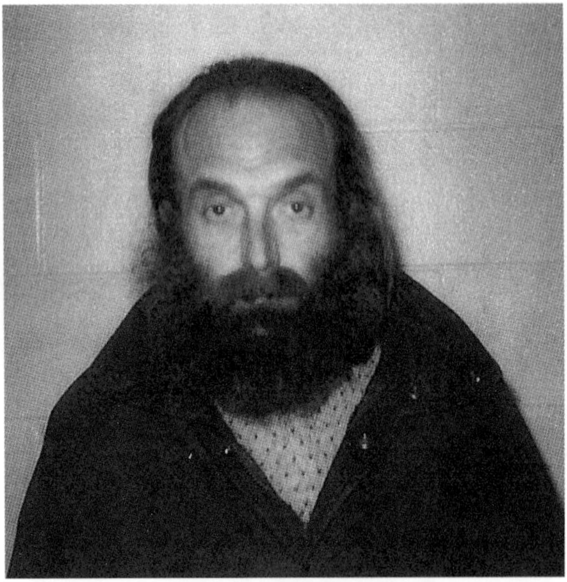

他想在官方紀錄中留下一筆，堅持自己作為一個人的價值——
他不只是個流浪漢、一個犯了小罪的人、一個麻煩而已；
他曾有成就，他讀書、工作、任教，還養育了一個兒子。
他努力融入社會，掙扎求生。

查爾斯不曾忘記生活分崩離析之前，他曾有的成就。
他不曾忘記自己永遠是查爾斯·拉亨梅爾博士。

第三章——

# 守門人

「他最突出的優勢，是他清晰而獨特的思維。查爾斯是我教過最聰穎、反應最快的學生之一，也是最有個人特色的學生之一。他看待世界的角度，跟大多數人不太一樣。」

一九九六年夏天，我寄信給父親在威廉瑪麗學院的同學，我用的校友通訊錄，跟父親死後員警在他公寓裡找到的那本很類似。接下來幾個月，我接到的回電和回信數量之多，讓我頗為訝異。沒想到一個人可以在這麼多人的記憶中留存那麼久，這讓我想到父親在他那本充滿妄想的小冊子中，提到父母去世時曾寫道：「我們將記憶作為最深遠的遺贈，遺留在人間。」

從眾多同儕的回應，我慢慢拼湊出父親十八歲時的樣子：很重的布魯克林口音、絕頂聰明、邏輯清晰，一眼就能看穿謊言。他身材高大，體格健壯，下巴線條明顯，並且帶有威嚴的氣質。他說話時總是神采飛揚，無論是優雅高尚的詞彙，還是粗俗俚語，他都信手拈來，語言風格遊走於兩端。而且，他從不放慢語速來迎合威廉斯堡的節奏。他們記憶中的那個人確實有幾分像我的父親——如果不把他後來丟掉的布魯克林口音算進來——但最能讓我產生共鳴的，是幾位同學帶著笑意描述的一個畫面，即使透過電話，我也能感受到他們的笑容：每天早晨，我爸步履輕快地走向教室，身後緊跟著一隻被他收編的校園流浪狗，兩者都擺出一副「世事與我何干」的姿態。

跟查爾斯不太熟識的同學們說他非常開朗、充滿自信、沉著冷靜，算得上是號人物。少數比較了解他的人則說，他遊走在嚴謹的學術風格和自覺的街頭狠勁間，其實背後藏著一種虛張聲勢。布萊恩．夏波跟查爾斯在威廉瑪麗學院同室三年，他有獨到的視角可以觀察查爾斯在人前人後的差異。「他展現出一種堅毅、自信的態度，但這跟他私底下的樣子很不一樣。有人在場時，他會講一些關於喝酒和『那個街區』的故事，有時甚至會刻意用肢體動作來營造一種威嚇的氣勢——至少我覺得他是故意那麼做的。但他也是個非常聰明、極度有智慧的人。當他談及自己的理念時，看起來比較自在，這時他那種『硬漢』姿態會褪去一點，整個人看起來比較放鬆。」

十八歲時，查爾斯陷入困境：特殊的原生家庭，和他想征服的新世界截然不同。進入威廉瑪麗學院後，他就打算抵制基督科學箴言會和他的家庭。不過，十八年來他不斷被教導要懷疑自己的知覺和信念，各種混合的訊息在他身上累積了影響，讓他無法完全斷絕。為了建立自我認同，並因應大學生活的社會壓力，他開始編造具有某種浪漫情懷的個人史。德克斯特的那段經歷，讓他塑造出一種俗稱局外人的形象——一個來自險惡街區的紐約小子。查爾斯透過酒精撐起他對外的形象，酒不僅是他的道具，也是他應對內心不安的一種方式。夏波回憶道：「他確實比我們大多數人喝得多。我記得他特別喜歡廉價葡萄酒。他會買一瓶雷鳥，自嘲說這酒怎樣怎樣，這已經成了他週末生活的一部分。」

不過查爾斯不曾因為他的新角色、他對酒精的品味，而減少對學術的抱負。他始終全神貫注在理解家庭動力這個議題，努力在社會科學的領域中尋找答案。大一修習完大多數必修課程後，查爾斯在大二選修心理學、社會學和哲學課程。在教授們的鼓勵下，他決定以社會學為主修。在入門課程的課綱中，社會學被定義為「研究人類作為社會群體共同生活時的歷史、發展、組織與問題」。輔修則是社會心理學。在「分數通膨」還未出現的年代，他在修讀的每一門社會學課程中都獲得A的成績。他找到了自己的志向。

一九九六年秋天，我到威廉斯堡拜訪父親的兩位教授，更加了解他對社會學的興趣。在威廉斯堡，有一大片區域被打造成殖民時期風格的「老威廉斯堡」，重現當時的生活景象，並秉持著「讓未來能從過去學習」的理念，營造出一種超現實的氛圍——十八世紀與二十世紀在這裡交錯碰撞，歷史與商業相互交融。我走在格洛斯特公爵街上，思考著接下來要跟教授們聊的話題，一名身穿古代服飾的演員突然迎面而來，向我行了一個充滿戲劇性的鞠躬禮，並用古風十足的語調向我打招呼。他試圖將我拉進這場過去與現在交錯的演出，而這一刻讓我想起了教堂街，當時一個遊民用一種同樣錯認的眼神，邀請我走進他的幻覺世界。

我沒有回應他，轉身往大學的方向前進。十八世紀的身影在校園裡也隨處可見，方庭裡點綴著革命戰爭的大砲、氣勢恢宏的雕像，以及數不勝數的紀念銘碑。漫步於校園的方庭間，我很快就發現，湯瑪斯．傑佛遜、詹姆斯．門羅以及約翰．馬歇爾皆是威廉瑪麗學院的校友。對過去的保存似乎讓威廉瑪麗學院免受時光流逝的侵襲。相較於父親就學時的一九六一年，學生人數已成長三倍，達到七千五百人，但大學的樣貌跟當年並沒有太大的不同。我幾乎能想像父親站在某個廣場上，熱烈討論當時的重要著作——大衛・賴斯曼（David Reisman）的《孤獨的群眾》（*The Lonely Crowd*）或賴特・米爾（C. Wright Mill）的《權力菁英》（*The Power Elite*）。

一九六〇年代的社會系系主任韋恩・克諾德博士（Dr. Wayne Kernodle）已經退休，我到威廉斯堡時，他請我到家裡小敘。雖然已是耄耋之年，克諾德博士毫不掩飾的南方口音和充沛的活力，讓人看不出他的年齡。他用力和我握手，為我介紹埃德溫・萊恩教授（Dr. Edwin Rhyne），他的這位同事也曾在威廉瑪麗學院教過我父親。我們一坐下來，克諾德博士就笑著問我，是否記得我們曾經見過面。我搖了搖頭，他笑著說，一九七三年我們曾有一面之緣，那時爸媽帶我到威廉斯堡度假。我完全不記得這趟旅程——當時我才四歲——但有兩張我跟父親戴著俗氣殖民風格帽子的照片可以佐證。

克諾德博士對我們那次的拜訪記憶猶新。「我和太太坐在屋子裡，門鈴響了，我去開門，看到一個高大的男子。他說，『您可能不記得我了。』我說，『進來吧，查爾斯。』他說，『我跟太太和兒子一起來。』你們進屋坐了一會兒，我們聊得很愉快，那時候查爾斯狀況還不錯，在紐約任教，有些出版品——自由出版剛出了他的第二本書。我覺得他看起來很不錯，成熟了。」

那次我父親也帶著我媽和我一同造訪萊恩博士的研究室。比克諾德博士年輕一個世代，萊恩博士目前仍在任教[3]。他不時摸了摸那天上課時戴的領結，笑著憶道，「他顯然很滿意自己的人生，夫妻倆看起來很快樂，看著那個到處亂滾的小傢伙，他明顯流露出『這是我兒子！』的自豪之情。他也興奮地聊到他的工作，顯然一開始就全力衝刺，且已經開始闖出名聲。」

一九六一年春天，查爾斯第一次修習克諾德博士的課程，教授立刻對這位來自紐約州布魯克林的小夥子印象深刻，「他很聰慧——我們社會學有史以來最好的學生之一，也是威廉瑪麗學院最頂尖的學生。」在接下來的三年裡，查爾斯經常在辦公時間與克諾德博士會面，討論當時的各種議題。克諾德博士特別欣賞我父親敢於深入討論、勇於挑戰觀點的態度。他帶著會心的笑容回憶道：「他不會只是照單全收，他會據理力爭。」克諾德博士臉上的笑意，很快感染了萊恩博士。「查爾斯絕對是個愛提問的人，但他同時也樂於回答問題，甚至很難說哪個讓他更有滿足感。不過，他最突出的優勢，是他清晰而獨特的思維。查爾斯不僅是我教過最聰穎、反應最快的學生之一，也是最有個人特色的學生之一。他看待世界的角度，跟大多數人不太一樣。」

聽克諾德博士和萊恩博士侃侃而談對父親的印象，讓我暫時忘了伯靈頓和那些過去的歲月，我看見他們眼中的父親，一個才華洋溢、前途無可限量的年輕人。我深知，正是基督科學箴言會的養成，使他擁有那與眾不同的視角，因為我自己便是在他那套妄想體系的陰影下長大的。

當父母傳遞給孩子的世界觀與他自己對現實的經歷相牴觸時，這個孩子有兩個選擇：要不就是接受父母的觀點，要不就得及早學會生命中最重要的一課——現實不僅是被揭示的，更是被塑造的。否則我們還能夠怎麼解釋，為什麼一個人讀了一本書，就深信自己對物理世界的所有經歷都是錯誤的，而這些錯誤的信念反映了她的罪孽，因此她決心把自己的觀點傳播給她所能接觸到的每一個人。當孩子開始意識到父母的思維源自於固著的妄想時，他會明白，自己所認為最為神聖的信念，像是我們的物理與社會世界的穩定性，以及自我感知的穩定性，其實都是信仰的表現，而非事實。這讓他理解到，生活中沒有任何事物是理所當然的。

3 萊恩博士已於二〇一五年七月逝世。克諾德博士則於二〇一七年三月以百歲高齡逝世。

克諾德博士和萊恩博士最早鼓勵查爾斯往學術發展，他們引導並深化了查爾斯視角中的懷疑精神，而且很快便察覺到查爾斯的天賦——一種不受特定學派影響的批判能力。不管哪個年代，大學裡的聰明學子都會被動地擁抱當時他們的學科中最流行的理論。他們確實聰明，這不是來自他們在自己選擇的領域中有批判和分析當時流派的能力，而是消化和延展主流思想的結果。然而，查爾斯從一開始就對社會學這個領域抱持批判態度，同時又被其潛力與魅力所吸引。

查爾斯的處女作《社會學的語言》（*The Language of Sociology*）在一九七一年由哥倫比亞大學出版，他在導言總結他當時的觀點：「作為主修社會學的學生，我試圖將社會學應用在我觀察的周遭事物上，卻感受到一種不是很明朗的知識張力。雖然受到『偉大學者』的啟發，我仍對社會學無法解釋人類外顯行為的現象感到困惑。在日常生活中，我嘗試應用我所學到的社會學概念，但無濟於事：每個解釋都引發了另一種對立的解釋，每個觀點都有一個對立的觀點。」

剛升上大四，查爾斯就決定申請社會學的博士學程。在一九六四年秋天完成的學士論文中，他提到自己日後從事社會學研究的走向。「科學要求人類建構現實的理論和模型，雖然這有助人類追求知識，卻也可能僵化他們的思想、挫敗他們的終極目的。這些理論和模型可能被視為看待事情唯一正確的方式，並遮蔽人類看見真相的可能性。這些思想的陷阱對人類極具破壞性，卻難以捉摸。」為了維持思想的彈性，人類知識的擴張極端重要，「理論和模型不僅是篩選現實的過濾器，它們本身也應該成為研究的對象。最重要的是，它們永遠不應該被視為唯一有效的真理途徑，或被誤以為是思想的必要附件。」

查爾斯把自己看作思想的守門人，能讓「進步」這匹奔馳的馬停下腳步、摘掉眼罩，讓牠看清前方其實有不同選擇。他想讓這匹馬明白，牠之所以走在這條特定的道路上，是因為某套既定的假設在驅使牠前進，而這些假設既然只是假設，就可以被改變，進而開啟另一條或許更有價值的道路。查爾斯希望將自己因基督科學箴言會的灌輸而有的獨特視角，轉化為一種志業——一份唯有在他心智清明時才能持續的志業。

查爾斯非常用功，表現也很好，在威廉瑪麗學院大四時拿到全A的成績。這個紀錄在當時非常罕見，註冊組以為登記時出了錯，還延遲寄送他的成績單到研究所。他順利進入第一志願的研究所，也是克諾德博士的母校——北卡羅萊納大學教堂山分校，同時也拿到國家心理健康研究所四年的「社會心理學獎學金」，他才得以註冊。畢業前的那個春天，查爾斯成為斐陶斐（$\phi\beta\kappa$）的成員，這是美國最有名望的大學兄弟會，一七七六年在威廉瑪麗學院成立。

我把父親手寫的日誌帶到威廉斯堡，封面上有著用大寫字母寫成的：「精神病房的觀察筆記暨查爾斯．拉亨梅爾的雜思」。爸媽離婚後不久，我無意間在佩勒姆家的書架上找到它，跟父親的社會學書籍放在一起。日誌寫於一九六四年，內容描述我父親在州立精神病院擔任護工的經歷。我把它留下來，雖然不知道父親是在哪裡寫下這些內容，但讀到這本日記時，我已經意識到其中的諷刺——他在多年後罹患精神疾病之前，曾經與精神病患共事。我從伯靈頓回來、開始拼湊起他人生的時間軸才意識到，他在威廉瑪麗學院念大學時，應該曾在一間精神病院工作過。

我把日誌交給克諾德博士和萊恩博士過目，他們證實父親就讀威廉瑪麗學院大四時，曾在附近的東部州立醫院工作。這所位在威廉斯堡的公立機構創立於一七七〇年，宗旨是「為白痴、瘋子及其他精神失常者提供支持與照護」，是父親在書本與學術文章之外，首次直接接觸思覺失調症的地方。一九六四年，東部州立醫院超過兩千名病患中，有四分之三被診斷為思覺失調症。

對查爾斯而言，在州立精神病院擔任護工不只是一份工作，從他的第一篇日誌便可看出，他將這間醫院視為一個機會，嘗試將自己畢業論文中的觀點應用到病人、護工，乃至整個醫院病房之中。「我的目標：發展出看待精神疾病的新觀點。每一個創新都奠基在提出新的假設，必須衝破並站在思想系統外，新的系統才能被發展。」根據日誌的證據，查爾斯並未完成他在東部州立醫院的目的。日誌的其他內容描述病患們在一九六〇年代州立醫院的日常生活，筆調很公正、超然，也顯示出他充滿好奇：

一九六四年十一月三日。病患間出現互動，已經點了菸的用菸頭幫其他人點菸（病患不能攜帶火柴）。他們比較喜歡這種點菸的方式，而不是用我手上握著的火柴。此例顯示群體於外在結構化影響下，對社交互動產生的效果。

一九六四年十二月二日。感覺上，病人似乎沒有任何事情可做，因此只能漫無目的地走來走去。電視是病人唯一能關注的事物，但它卻未能成為預期的活動重心。護理長認為病人無法集中注意力，但也可能是因為環境中缺乏其他選擇，導致他們無法真正投入——當電視成為唯一可關注的事物，他們或許只是被動地觀看，而非主動參與。

在他自己定位的工作人員和研究者的雙重角色中，查爾斯試圖贏得病患的信任。在其他看護工拚命與病患保持距離時，查爾斯卻跟住在附近補助屋的門診病患交朋友。日誌最後幾頁寫道，他一整晚都在病患們的公寓內喝酒、聊天。當然，他認為這是與病患建立關係的絕佳機會，可以觀察他們在受控的醫院體系外的表現。換句話說，這是他意圖「發展一個看待精神疾病的新觀點」。但事實上，他和病患一起酗酒，顯然還有其他作用：查爾斯認同這些病患。跟他們混在一起、啤酒在手，查爾斯在風景如畫的南方，發現另一個緬因州德克斯特，他重新找回了那種「局外人置身於局外人之中」的感覺。

父親的同學兼室友布萊恩·夏波對我父親的描述，與他日記中的字句相互映襯，然而這樣的形象，卻又跟他的教授們較為樂觀的回憶有所出入。之間的落差令我不禁疑惑，於是我向他們拋出最後一個問題：當年他們認為我父親的未來會是什麼模樣？克諾德博士和萊恩博士在三十年後回顧，皆給出了相同的答案——在威廉瑪麗學院的歲月裡，沒有任何跡象能看出，他的人生將沿著那樣的軌跡展開。事實上，他們希望他最終能成為社會學界的明星。然而，他們也感受到父親有種根本的不安全感，這讓他更容易受到傷害。根據萊恩博士的說法，「表面上，查爾斯知道自己在做什麼，知道自己的想法與信念，也清楚未來的方向。他似乎樂於塑造這樣的形象——一個見過世面、歷經風霜，又始終游刃有餘的人。

但我總覺得，他內心的動搖比他願意承認的還要多。有時候，他或許也懷疑自己，懷疑自己是否真的能達成心中所期望的一切。」

對我父親而言，一九六五年威廉瑪麗學院畢業紀念冊上的畢業生告別詞，並非矯情的客套話，而是精準的預言。「現在我們必須離開，雖然不能說毫無遺憾。我們花了生命的三十二個月，我們學習了很多，也遺忘了很多；我們交了些朋友，或許也陷入愛戀；我們批評許多事，也形成價值系統。一言以蔽之，這裡曾是我們的家。即使最富理性、最不感情用事的同學也必須承認，這些時光、這個地點永遠無法再重來。」

# 第四章——社會學家

大學時曾在精神病院工作，卻在數十年後成為病人——這件事起初看來，像是命運的諷刺，但實際上，可能反映出他當時就試圖掌控自己逐漸變異的思想，並掌控自己的未來。

一九六五年，查爾斯前往北卡羅萊納大學教堂山分校就讀前，重新塑造自己的形象。他把那口濃重的布魯克林腔調，連同年少時自詡街頭硬漢的浮誇姿態一併收起，不再當作自己的標誌。他開始認真鑽研社會如何運作，理解人類群體的歷史、發展、組織與矛盾，這門學問需要的不只是知識，還有遊走其中的技巧，而他也確實努力讓自己掌握這套規則。

只是，有樣東西他始終無法擺脫，就是酒精。那時，他的飲酒量已經到了足以稱為酗酒的程度。

那天冬天，查爾斯遇到茱莉．羅斯克——他愛上這位同樣來自紐約的社會學研究生，兩人結婚後生下了我。從他們的合照看來，年輕的查爾斯和茱莉非常幸福，照片多半在教堂山外的一處改建雞舍拍攝，當時查爾斯租來改造成他們的住所。除了兩人挽著手的合照外，還有茱莉為查爾斯拍的照片：他或是在後院練舉重、晨跑、把龍蝦丟到鍋子裡，或是坐在書桌前，被書籍圍繞。

查爾斯第一次坦然談起自己的過去。然而，除了在葛林伍德湖的經歷外，他唯一對茱莉詳述且帶著愉悅回憶的，只有他在緬因州德克斯特度過的兩個夏天。對他而言，布魯克林就是家庭的同義詞，是他竭盡全力要逃離的地方。查爾斯直白地分析自己的父母：父親很被動、沒什麼存在感；母親則是偏執的控制狂。他厭惡基督科學箴言會，說它既否定又過分扭曲現實。

查爾斯在一九六七年初將茱莉介紹給他父母時，茱莉親身經歷「現實扭曲」的情況。她在晚餐時咳了一聲，朵蒂立刻湊到她耳邊低語問道，「你在不爽誰？」茱莉當下就明白，被朵蒂這樣的母親教養成長是什麼滋味。在那樣的環境裡，任何生理或心理的不適都被視為性靈薄弱的證據，一切表象之下都隱藏著不同的意涵，每個行為都被賦予最惡意的解讀，人在其中，甚至無法確信該如何詮釋自己的經歷。

查爾斯對過去談得愈多，茱莉也愈能察覺，對於家庭如何影響自己的思想與成長，他始終難以釋懷，甚至到了近乎執著的程度。而這並非毫無來由——他母親對現實的扭曲信念、對基督科學箴言會的堅信，以及她的偏執，早在他二十二歲時便如幽靈般糾纏著他。「查爾斯花了太多時間與母親對抗，責怪她，視她為瘋子，認為她想操控他。」茱莉回憶道，「然而，他在某些地方又像極了她。他的想法不時會變得偏執，也擅於操縱人，尤其是在幾杯酒下肚之後。他常會懷疑別人的行為是為了控制他，我想這跟他母親有關——只要喝了酒，過去的記憶就突破查爾斯原本理性且清晰的思緒，占據他的內心。」

有個離奇的事件發生在查爾斯被診斷為思覺失調症的十七年前，這件事顯示出他的成長背景如何影響他對社會情境的解讀能力。有天晚上，茱莉特意準備了一道新的甜點，想給他一個驚喜。「當時我並不知道正值大齋期[4]。」雖然他們從未因宗教信仰爭論過，甚至沒有深入討論過這個話題，查爾斯卻勃然大怒，認為她在大齋期特地做了新甜點，是間接逼他參與宗教活動。他不僅完全誤解了這個情境，更是在毫無根據的情況下，將它解讀成一場讓他接受宗教的陰謀——這顯然是他母親多年來強迫他以基督科學箴言會的視角看待世界所留下的後遺症。

茱莉糾結於要不要跟查爾斯分手，但他總是為自己的行為道歉，也承諾會戒酒。認識查爾斯的父母後，她以為自己理解他為何會有這些飄忽不定的怪異行為，也決定要盡力維繫這段關係。「我看著他的家人，我想，天啊，如果我在這樣的家庭長大，我應該也無法分辨真假。」雖然查爾斯從未討論過他偏離常軌的行為以及對酒精的依賴，不過他顯然認為自己性格上的問題，都跟母親和基督科學箴言會有關。他全心投入研究這層關係，並在一九六八年完成他的碩士論文，題為〈雙重束縛假說推演模型的實證測試〉。

六〇年代中期，「雙重束縛」（double bind）理論是思覺失調症成因的主流理論。這個理論由格雷戈里・貝特森（Gregory Bateson）、唐・傑克遜（Don D. Jackson）和約翰・威克蘭（John H. Weakland）提出。他們在〈邁向思覺失調症理論〉（*Toward a Theory of Schizophrenia*）一文中指出，思覺失調症的發展源於一種特殊且持續的家庭互動，稱為「雙重束縛」。所謂

4 為準備復活節而舉行的基督宗教儀式。從大齋首日開始，至復活節止，一共四十天。

雙重束縛，指的是無論怎麼選擇，結果都注定不會如願的處境。這類家庭互動通常具有以下特徵：父母對孩子提出一個要求，告知若不遵從將受到懲罰；但同時，又透過明示或暗示的方式讓孩子知道，即便乖乖聽話服從，依然會受到另一種形式的懲罰。此外，孩子既無法質疑這種矛盾，也沒有逃避的餘地。研究者認為，長期處於這種環境，孩子會逐漸以雙重束縛的方式解讀世界，導致他們與他人互動時難以準確理解訊息。最終，這種努力適應的過程，可能發展為我們所稱的思覺失調症。

在這篇文章中，作者舉了個雙重束縛的案例：「一位患有急性思覺失調症的年輕人在住院治療後大幅好轉，母親到醫院來探望他。他很高興見到母親，衝動地摟著她的肩膀，但她立刻全身僵硬。他放開雙手，她問道：『你不愛我了嗎？』此時他臉紅，然後她又說：『親愛的，你不要這麼容易害臊，不能害怕表達自己的感覺。』病人只能和她在一起相處幾分鐘，她一離開，他就動手攻擊一位醫護人員，最後他被放進浴缸中冷靜。」這裡之所以舉母子關係為例，並非偶然；研究者認為，在雙重束縛的情境中，通常是母親主導這種互動。而父親則多半扮演消極的支持者，因為他們拒絕協助孩子擺脫雙重束縛，間接強化了這種困境。

查爾斯對雙重束縛的興趣，完全出於個人因素。「他研究雙重束縛理論，是因為他相信自己就在這樣的環境下被撫養長大。」茱莉記得，「他把這個理論套用在自己身上，尤其是他與母親的關係。從他的碩士論文不難看出，他試圖將自己成長過程中所經歷的情境，轉化為可以測量和分析的研究對象。」查爾斯對自己成長環境的評估似乎是正確的，小時候膝蓋擦破皮就是雙重束縛的經典案例。聽到兒子的哭聲，朵蒂教他運用基督科學箴言會的教條，強迫他相信自己並沒有受傷。她承諾，只要按照她說的去做，他的傷口就會消失。那個當下，他清楚自己若不照辦，媽媽就不會理他。然而不論他相不相信，傷口當然不會突然好起來。對母親而言，傷口沒能痊癒正是一種象徵：根據瑪麗・貝克・艾迪的說法，查爾斯沒有真的接受她的要求。換句話說，無論他聽話與否，他都會因為她的拒絕而受到處罰。更糟的是，他既無法逃離這種互動模式，也無從對其置喙，因為他的父親被動同意妻子對他施行基督科學箴言教育，而他的兩位表哥同樣也是虔誠的基督科學信徒。

作為解釋思覺失調症成因的理論，雙重束縛後來就沒那麼廣被接受。當代理論雖然百家爭鳴，不過多數研究者都認為，思覺失調症是神經與環境因子交互作用的結果。先不論雙重束縛對於思覺失調症的發展有沒有任何貢獻，包括查爾斯的論文在內的許多研究都認為，在雙重束縛中成長的人，往往會過度套用這種互動模式，即使實際上並不存在雙重束縛，也會錯誤地認定自己陷入其中，以致無法準確解讀社會情境，並做出恰當的回應。換句話說，雖然無法斷言查爾斯的家庭生活直接引發他的思覺失調症，但確實讓他更容易以扭曲的方式理解自己與他人的行為，最終讓他注定成為一個局外人。

值得注意的，不是我父親的成長背景如何影響了他的思維，而是他在二十五歲時便能精準意識到這種影響，並試圖透過社會學研究來對抗它。在與我母親對談並深入了解雙重束縛理論後，我才發現，四年前他在東部州立醫院的工作，或許不只是他首次踏入「守門人」的位置，更可能是一種探索自身人際困境的方式。大學時曾在精神病院工作，卻在數十年後成為病人——這件事起初看來像是命運的諷刺，但實際上，可能反映出他當時就試圖掌控自己逐漸變異的思想，並掌控自己的未來。

離開威廉斯堡後，我跟著父親的腳步，前往北卡羅萊納大學教堂山分校。一九六五年，父親從威廉瑪麗學院畢業後來到此處。三十年來，教堂山分校的學生人數翻倍，校園依舊綠意盎然，生機勃勃，充滿無限可能。克諾德博士和萊恩博士對我父親大學時期的評價，讓我以為他在校時頗受器重。沒想到，當我造訪北卡羅萊納大學教堂山分校時，仍在任的三位曾教過他的教授卻對他頗有微詞。諷刺的是，他們的不滿跟他的酗酒或思想內容無關，而是針對他的批判能力，以及他自視為「守門人」的姿態。

在處女作《社會學的語言》一書的導論中，查爾斯提到自己大學時對於社會學解釋力不足感到失望，在研究所階段，他打算「全力追求對以下問題的答案：『為什麼社會學無法幫助我了解可觀察的人類行為？』」不過他很快發現，願意平等地接納學生、敞開心胸與學生辯論的大學教授並不常見。

詹姆斯・維金斯博士（Dr. James Wiggins）是查爾斯在教堂山的指導教授，雖然已是三十年前的學生，我不必讓他看照片或提醒他父親是何時入學，他對父親仍舊記憶深刻，且還記得父親與老師之間的磨合。「查爾斯是個絕頂聰明的學生，這點無庸置疑。他的思考極其敏銳，能夠輕鬆駕馭抽象概念，並準確抓住它們與現實世界的聯繫；同時，他的思考方式也異常精簡，不浪費一絲多餘的推理。然而，查爾斯的問題在於他『不合時宜』。他從不迎合師長，總是執著於挑戰權威——包括我在內。對於他不認同的觀點，他從不妥協，甚至會以最激烈的方式表達反對。」

查爾斯雖然已經放下他的硬漢形象，但當他覺得應該據理力爭時，他仍舊不願屈從；守門人不能退縮。他對教職人員的憎惡與日俱增，但學術表現仍舊優異。還好教職員們也沒有讓個人感受妨礙了他們對查爾斯成就的認可。例如，查爾斯提前一個學期，在一九六七年一月參加碩士筆試，審查委員會在他的紀錄中寫道：「他是個讓人頭疼的學生，性格非常獨立。但不得不承認，他確實才華出眾。」十個月後，他通過博士筆試，系主任特地來信祝賀：「所有授課教授一致認為，你不僅順利通過考試，更在如此短的時間內展現了卓越的才華。你的表現令人印象深刻，我們對你的未來寄予厚望，特此告知，以示肯定。」

查爾斯的成就快速累積。一九六八年春天，他贏得「鮑布斯—美林獎」，這個獎項每年只頒給一位優秀的社會學研究生。那年夏天，他又取得國家科學基金會的卓越補助金，當年很少頒發給還沒拿到博士學位的學生。他的第一篇專業論文發表在《太平洋社會學評論》（*Pacific Sociological Review*），在取得博士學位前，又發表了另外兩篇論文。同一時間，查爾斯還寫了一篇分量足以成書的手稿〈人類行為解析〉，內容以他的家庭經驗為題材，也著手撰述他的第一本出版著作《社會學的語言》。一九六九年一月，他完成博士論文，並取得學位，他將碩士論文延續與深化後，寫成他的博士論文〈雙重束縛現象：概念分析與實證建議〉。

儘管在教堂山取得了成功，查爾斯也意識到「守門人」的角色並非沒有代價。與教授們的衝突顯示，從研究生轉向社會學者的過程，他恐怕仍難以適應高度政治化的學術圈。此外他也發現，自己成為局外人並非完全出於選擇——某些令人不安的思考模式，似乎並非僅僅是逞強或叛逆，而是更深層次的問題。當然，也有可能他更早就有所察覺——或許威廉瑪麗學院的教授與室友曾感受到的那份不安全感，正是他當時已隱約察覺自身思維模式有異的跡象。他從高中起對局外人的關注、對社會學的興趣，也許並不只是為了理解家族的問題，更是他試圖理解並約束自身行為異常的一種努力。

獲得博士學位後，查爾斯決定搬回紐約找工作。茱莉當時已經完成社會學的碩士學位，正打算去別的地方攻讀博士學位，於是也跟著他回到紐約。回首三十多年前，那個她在教堂山邂逅並深深愛慕的二十三歲青年，茱莉認為，也許那時他的命運就已經悄然定型。「如果回頭問自己，有沒有什麼事能讓結局有所不同，無論是他自身的選擇，還是外在環境，我想答案恐怕是否定的。因為他當時已經非常不穩定，而且大部分的掌控權並不在他手上。」

從今天的角度來看，問題或許不是查爾斯將來的生活是否會遇到嚴重的適應困難，而是這種困難最終會以什麼樣的形式呈現。他對自身以及他人行為的判斷始終帶著不確定性，尤其是在他對自己要求極高，又執著於扮演「守門人」角色的情況下，這讓他顯得格外脆弱。然而，也正因為在這樣脆弱的環境下，他依然在相當長的一段時間內，設法維持對自身思考與人生的掌控，這更彰顯了他非凡的意志力與堅定的信念。

# 第二部

不論環境多麼不利——我的狀況就是這樣——永遠沒有理由放棄。

——查爾斯·拉亨梅爾，一九八六年十月寫給我的信

第五章——

# 父親

對父親而言，現實並不是突然崩解，而是逐漸傾圮——妄想與敵意日益加深，他開始錯判人心與局勢，最終，這樣的傾向與他的人格已無法區分。

父親在我每年生日時播放的超八釐米錄影帶，現在全放在佩勒姆家地下室的箱子裡。一旁還有為數不少的三分鐘無聲影片，父親在世時，這些記錄家庭生活的影片從未被用投影機播放出來。拍攝的時間在一九七一到一九七八年間，記錄著釣魚、捕蟹、夏天去海邊玩以及去歐洲旅遊的片段。我從伯靈頓回來後隔日，第一次在地下室看這些錄影帶。它們讓我感到欣慰，原來有那麼一段時間，父親和我的世界還未因為他的疾病而烏雲罩頂。自從看過那些家庭錄影帶後，它們就像一種善意但頑固的病毒，接管了我對童年的記憶，不僅補強了已逐漸模糊的片段，還用那些無法改變的影像淹沒了其他記憶。

在最早的一卷影片中，父親和我手牽手走在湖邊，母親負責拍攝。影片出現誇張的色偏：我的頭髮是亮黃色；我穿了件鮮紅色的毛衣、包著亮白色的尿布；綠草如茵，天空藍得像是上了釉彩。我撿起一把被人遺棄的梳子，一邊走一邊搖晃它。父親把梳子拿過去，拍掉上面的髒汙才又遞還給我。過了幾秒，母親才又開始錄影。父親和我往前走了幾步，我丟掉梳子，又撿了支木棍。或者是父親用棍子換走了梳子。

下一個鏡頭，父親和我坐在湖邊，輪流將小石頭丟進湖水裡。

在一連串跳接與斷斷續續的推拉鏡頭中，幾年光陰匆匆流逝。

父親在開合跳，為晨跑暖身。我穿著成套的T恤和藍色短褲站在他旁邊，上下揮動著手臂，雙腳亂踢，笑得露出一口牙齒。在我們身後，胖胖的威瑪獵犬喬吉靜靜地趴著，腦袋枕在爪子上，一副莊重而沉穩的模樣。

下一個畫面，父親和我彎腰看著一只盛滿藍蟹的金屬桶子，裡頭每隻螃蟹都是尺寸夠大的好貨。畫面帶著一抹綠色調。父親指著一隻只剩下一支藍色蟹鉗的巨大螃蟹，對我說了些什麼。坐在地下室的黑暗中，我的記憶與現實交錯，彷彿聽見父親在向我解釋，螃蟹的鉗子是會再長回來的。

當天稍晚，我和父親站在碼頭上垂釣。他被淡藍色的天空和海洋包圍，身影隱沒在光影之間。

鏡頭搖晃著掃過朦朧的海景，一幕幕不甚清晰的畫面，彷彿為時間的流轉留下註記。畫面開始變得短促。布朗克斯動物園，一隻又一隻動物，一個籠子接著一個籠子。低角度的鏡頭不會騙人，這顯然是我的作品。

接著是一九七八年，那場出了名的大風雪。畫面呈現幽暗的藍色調，帶著深深的陰影。我和父親乘著從舊貨拍賣會買來的老式雪橇，沿著車道滑下。喬吉站在車庫旁的積雪中，神情專注地望著我們。

接下來，就是我們遇到流浪漢的那個冬天。我趁父親鏟除車道上的積雪時，用雪球偷襲他。母親的鏡頭跟得很近，準備拍攝偷襲的畫面。父親一個轉身、一個低頭，雪球擦過他的頭頂。他隨手撈起一把雪——雪仗開始了！

夏天去希臘旅行。我戴著希臘水手帽，拉著媽媽的手，父親是掌鏡者。大量晃動的鏡頭，滿是殘破的景象。每一個畫面都被強烈的陽光洗得慘白，鏡頭完全脫焦，讓人不禁懷疑，父親整趟旅程是不是都……喝醉了？畫面的破碎模糊，反倒讓記憶更加清晰。他確實喝醉了，逐漸失去對現實的掌控。他認為我們租屋的屋主一直在監視他。他指控母親涉入某個說不清的陰謀，隨手抓起一個玻璃鹽罐往母親的方向砸，在我和她之間的牆上炸裂，碎片四散。我們倆都哭了。父親提前回家，試圖讓自己振作起來。從這裡開始，一切逐漸崩解。

我的父母在一九六九年一月成婚，同年的十二月生下我，他們的獨子。當時兩個人都是二十六歲。四年後，他們搬到我成長的地方，紐約州佩勒姆市。這個保守的小型衛星市鎮離曼哈頓只有十五英里，它不像威徹斯特那些社區聚集了有錢人，但比鄰近的新羅謝爾和邊境布朗克斯好很多。雖然離曼哈頓不遠，佩勒姆卻保有一種小鎮的遺世獨立，我小時候還滿喜歡的。不過隨著父親的行為讓我們一家變得與眾不同後，我開始討厭這個地方。這個社區大多數的丈夫都搭火車去曼哈頓工作，妻子則多在家照顧孩子，或在不同的社區團體消磨時間，社區樣貌大致如此。佩勒姆以白人居多，不是新教徒就是天主教徒。黑人和西班牙裔集中在新羅謝爾、布朗克斯，和鄰近的維農山莊。少數孤立的猶太家庭就成為青少年惡作劇的目標。

按照佩勒姆的標準，我的父母算是異類。他們兩個人都有全職工作，既不參加任何宗教禮拜，不太與鄰居互動，對社區事務也沒什麼興趣。對他們而言，佩勒姆的輪廓並非由整座城鎮勾勒，而是家門前那棵高聳的橡樹、適合散步的靜謐街道，以及通往紐約市的便捷通勤路線。我的父母以自己的方式塑造我，無論好壞，我的價值觀與信念都扎根於那個家。那是一棟外觀粗糙的木瓦屋，藏書滿滿，座落在一條綠意盎然的郊區街道高處。也正是在這裡，他們給了我人生最珍貴的禮物之一：堅定相信自己的潛力，並深信世界會順應每個人的才能與抱負。

我的童年充滿無數雄心萬丈的計畫——興致勃勃地構思，費盡心思去實現，最後又往往把它們拋諸腦後。成長過程中，我不是在看書，就是在設計我將來要住的房子、在後院找寶藏、發明一些能讓我致富的桌遊、寫故事，或是在我的寫生簿上畫圖。我自認是個藝術家，專長是畫動物。回想起來，我似乎把大部分的空閒時間都花在臨摹那堆動物圖鑑裡的照片。我的目標是畫出夠多好作品，將來能出版一本屬於自己的動物書。

父親不只肯定我的夢想，還常跟我合作。我最大的夢想，就是在車庫蓋一間自然歷史博物館，足以跟曼哈頓的美國自然歷史博物館匹敵。我們平日帶著喬吉散步時，父親都會努力尋找可以收藏的物件——掉落的鳥巢、不同凡響的石頭、動物的骨骸，還會跟我分享他早年在葛林伍德湖散步時學習到的知識。為了擴增我已經相當豐富的自然收藏品，他甚至將自己童年的收藏品送給我——裱框的蝴蝶標本、史前時代的鯊魚牙齒，以及一小堆磨得光滑的小石頭，我們樂觀地稱呼它們是「半寶石」。

父親對我這個宏大計畫的最大貢獻，就是幫我們想出常設展的鎮館之寶——一個圍繞著「發現動物遺骸」而展開的構想。我們甚至願意用一隻死去的松鼠或烏鴉，去換掉我們最珍貴的發現——一塊八英寸長的玫瑰石英。過了好幾個月，我們都沒有收穫，最後是喬吉在哈蒙大道的灌木叢找到了一隻死烏鴉。我們用了很強韌的拉繩，加上父親九十九公斤的體重，好不容易才阻擋喬吉把牠的發現吞嚥下肚。父親先帶我們回家，再帶著一雙舊手套和垃圾袋開車過去。他在地下室將烏鴉放在一個裝滿鹽酸的廣口罐中，然後埋在後院。他一個人幹完所有的工作。酸會腐蝕羽毛和肌肉，只留下完美的防腐骨架，然後我們就可以把它架在車庫展示。就像美國自然歷史博物館裡有一隻暴龍展品，這隻烏鴉也將是我們的「鎮館之寶」。

那些年，我無憂無慮地規劃著夢想，活在父母的庇護之下，也活在那棟我深愛的房子的庇蔭之中。而我的父母，卻活在另一個世界裡，一個未來正慢慢凋零的世界。對父親而言，現實並不是突然崩解，而是逐漸傾圮——妄想與敵意日益加深，他開始錯判人心與局勢，最終，這樣的傾向與他的人格已無法區分。

回頭來看，查爾斯在研究所時期對思覺失調症的鑽研，就像是在為一場預知的戰役作準備，彷彿早已料到未來某天會與這個敵人正面交鋒。然而，當他開始執教後，卻又轉身離開這個領域，似乎不再將過去視為威脅——不再懼怕他的母親，也不再受她偏執與操控的陰影所束縛。畢竟，他在思覺失調症好發的年齡（青少年晚期或成年早期）逃過一劫，也遠離原生家庭和布魯克林，建立了自己的人生。另一種可能是，他或許早已開始實踐他在十六年後與我分享的教訓：「不論環境多麼不利，永遠沒有理由放棄。」

查爾斯的學術生涯始於一九七〇年代，也終於一九七〇年代。一九七〇年，他被曼哈頓的杭特學院聘任為社會學助理教授，當時他的學術著作頗為耀眼：四年間有八篇論文，刊載於六本不同的學術期刊上。每篇作品都針對社會學和心理學領域的方法學進行剖析。隔年，查爾斯二十八歲，他出版了廣受好評的處女作《社會學的語言》。他跟教堂山教授們之間的不愉快，顯然對他成為守門人的目標沒有任何影響。《社會學的語言》是他最野心勃勃的嘗試，他在這部作品中，直接挑戰了整個社會學領域，試圖為這門學科奠定更堅實的科學基礎，並勾勒出一套更嚴謹、一致的方法論。兩年後，查爾斯的第二本、也是最後一本著作，《社會研究的本質》（*The Essence of Social Research*）由自由出版社發行。這本書進一步精煉《社會學的語言》的內容，深入剖析社會科學研究應遵循的適當範疇與方法。

儘管查爾斯從開始就是一名優秀且投入的教師，但他始終無法適應系上錯綜複雜的人際角力。就像在教堂山讀研究所時一樣，他在杭特任教後也很快樹敵，即便學術著作豐富，也無法讓他保全工作。一九七五年初，他不僅申請終身教職被拒，而且學校也不再續聘，讓他十分震驚。這是他首次因執著於「守門人」的角色而付出代價——他的過度認真和缺乏人際敏感度使他遭受排擠。雖然他立刻另覓教職，但也開始喝得更凶，且不斷糾結於這場挫敗。

那年夏天，七十歲的朵蒂死於心臟病。我在葬禮上第一次看見父親哭泣。隔天早晨，他因為一場重要的面試搭火車去紐約，卻沒搭夜車返家，直到三天後才現身。他給妻子的說法是他去面試的路上、停在港務局巴士總站時，不由自主地買了張前往緬因州德克斯特的車票。他發現瓦薩奇男童學習營隊幾年前就關閉了，他買了箱啤酒，在城外租了個旅館房間，一邊喝酒，一邊回想他的過去。關於那次的失蹤，父親雖然不願多談，但我媽覺得他似乎正試圖釐清，在他當前遭遇的專業困境中，朵蒂扮演了什麼角色。接下來幾個月，我母親愈來愈明白，祖母過世對父親有深遠的影響。「他們母子倆的關係很奇怪，她在世時，他拚命克制自己，努力維持內在的平衡。可是當她離世，他的人生彷彿失去了支撐的圍牆，讓他赤裸裸地暴露在內外交迫的風暴之中。」

一九七五年秋，父親在紐約皇后區的聖約翰大學找到社會學和人類學副教授一職。一九九六年秋天，我從教堂山分校回到紐約後，曾造訪聖約翰大學，跟父親的前同事西奧多・肯珀博士（Dr. Theodore Kemper）見面。他在聽過父親針對《社會學的語言》的演講後，就推薦他到聖約翰大學任教。肯珀博士滿頭白髮，白鬍子修剪整齊，說話輕聲細語，他提到父親受僱成立系內的社會學應用研究學程，他命名為「人類計畫性活動的分析、評估和設計」。除了學程的行政事務和教學外，他還要召募新的研究生，確保政府及私人企業持續贊助計畫。正是那段申請經費的過程，父親與大企業、政府機關接觸，導致他後來指控他們涉入陰謀。

肯珀博士提到，即便在杭特學院有不愉快的經驗，查爾斯在系務工作上仍舊直言不諱。在聖約翰大學的第二年，他開始疏遠其他同事。為了讓我明白他在系上碰到的困難，肯珀博士這樣比喻：「查爾斯社會適應不良。成為學術團體的一員有點像是成為家庭的一分子，這裡有家庭般的親密感，但同時，你無法理所當然地倚賴這份情感，更不能假設無論如何大家都會接納你、容忍你。因此，你必須很小心。」計畫募到的經費變少，而研究報告和經費提案又占據了他寫專業論文的時間，讓他日漸不安。

一九七七年，查爾斯沒能被聖約翰大學續聘，「人類計畫性活動的分析、評估和設計」也被喊停。看起來，他終將成為社會學明星的可能性在快速消退。在其他潛在的雇主眼中，此時的查爾斯「是個麻煩」。一九七七和七八年，羅格斯大學聘他為管理與組織行為學的客座副教授；一九七九和八〇年則任職於霍夫斯特拉大學，擔任管理學與一般商業系副教授。每份短期工作都沒能發展成更長久的職位，這不只傷害他未來獲取永久教職的機會，也讓他更難在一個短期工作後找到另外一個。查爾斯努力工作、想要對社會學有所貢獻，但卻發現能力與成就不足以維繫一個有創造力的生涯。即便他到達了想去的地方，他的社會技能仍不足以保護他。

面對學術生涯的不確定性，查爾斯孤注一擲，把自己職業的籌碼全押在他最大的優勢上——清晰而獨到的思維。一九七九年初，為了應對學術上的困境，他將「聖約翰計畫」轉型為獨立經營的機構，在佩勒姆的家中地下室運作，並更名為「人類行為分析、評估與設計顧問中心」。這間公司從本質上來說，就是查爾斯本人。他的計畫是把自己的專長——作為「守門人」，分析社會行為與組織運作的能力——推銷給政府機構和私人企業。為此，他開始以顧問中心的名義自費出版一系列專著，展現自己在應用社會學領域的分析能力。他希望顧問中心能在短期內減少他對學術界及其內部政治的依賴，長遠來看，則能幫助他徹底脫離學術圈，擁有一條屬於自己的路。

父親曾在某一封信中，跟我提到這個顧問中心的理論基礎。「我想開發一套分析系統，證明任何情境都存在一種內在邏輯，雖然不是形式邏輯，但仍能以類似的方式表達；雖然不是認知心理學，但卻決定了個體行為。更重要的是，它甚至決定了集體行為。我過去堅信，現在依然堅信，這種情境邏輯才是研究社會各個層面真正的核心。」父親去世後，我重新閱讀此信，才了解他的分析系統。就像他十年前在研究所研究「雙重束縛」一樣，比起表面的正式包裝，這更像是他個人的投入與探索。前者是企圖了解他受的教養如何影響他的生活和現在的行為；後者在表面上看起來，似乎完全是他作為「守門人」工作的延伸與精煉，帶有純粹的客觀性，但在某種程度上，或許也是他試圖尋找那些規則的一種努力——那些規則一次次地從他指間溜走，使得他在努力成為同事口中所說的「社交能手」時，總是困難重重。

父親在發展他的分析系統時，也讓我參與其中。他的第一篇專題論文，〈計畫的極限：一種分析〉有系統地闡述了計畫在組織運作中的侷限。為了鼓勵我發展藝術抱負，將興趣連結到未來的生涯，他雇用我為顧問中心設計商標。每賣出一篇論文，他就給我五十美分的版稅，對十歲大的孩子來說，這可是一大筆錢。我畫了一個圓形，裡面隨便交叉畫了直線。我記得自己當下很羞愧，因為我沒下什麼工夫。我的奇幻童年正逐漸消逝。我開始察覺到父親的變化，也對他和我們的計畫失去了信心。我看得出來，父親對我的設計有些失望，但他仍然遵守我們的約定，並將商標放在每一篇論文書背上的顯眼位置，下面還有我的簽名。即便跟母親離婚，他還是不斷給我版稅，儘管那時他在經濟上已經難以自持。

時至今日，兩大箱已有水漬的〈計畫的極限：一種分析〉影本仍堆在佩勒姆家的地下室，另外還有幾箱父親自行出版的論文：〈生產力表現：一種分析〉、〈組織政治〉、〈民主作為計畫系統〉。結果，我設計的商標反倒最能夠代表父親後來的人生。如果有人在父親就讀威廉瑪麗學院時要求他畫一個圖案來代表他的未來，他可能會從紙的一頭畫一條長長的上升斜線到另一端。但現實卻比較像我畫的這個圖案：一個小圈圈，圈內來來回回畫了好幾條線，像是子彈在一個封閉的空間裡彈跳，永遠受困在他的疾病之中。

一九七九年冬天，七十四歲的威廉祖父死於心臟病。祖父母相繼逝世，以及多年累積的挫折、壓力和酒精都來跟父親討債。就在他最需要依賴思緒的一致與效率時，心智卻開始捉弄他。一九八〇年初，他寄了幾本剛寫完的新論文〈組織政治〉給克諾德博士和萊恩博士，兩位導師在他一九七三年重返威廉瑪麗學院拜訪他們後，就一直與他保持聯繫。讀過論文後，他們最初的熱情轉瞬間成了困惑。我在威廉斯堡拜訪萊恩博士時，他回憶道：「看到他創立一個獨立機構，我非常興奮，但我不禁一頭霧水，想著他究竟是走得太超前讓我無法跟上——這不無可能，因為查爾斯的基礎能力確實超過他的教授們——還是早就偏離了方向。這篇作品讓我心中產生嚴正的懷疑，用一句老話來描述，我不確定查爾斯『神智是否完全清醒』。」

經由系統化地運用他的才智和教育，父親成功脫離他母親長期以來的妄想，開始了自己的人生。然而這樣的人生，全繫於他對自己頭腦仍然清醒、思緒不會崩潰的信念。從一九八〇年開始，他在失望、挫折的壓力下，思緒開始脫軌，出現複雜的妄想。他相信早從一九七五年在杭特學院被解聘開始，生涯的巨變並不是缺乏社交技巧的結果，而是有人為了竊取他在社會學的獨立研究而規劃的縝密陰謀。

極度諷刺的是，父親花了這麼多年在研究妄想型思覺失調症，也深入探討他的成長過程與該疾病間的關係，卻沒能看出自己思想的轉變，正是妄想型思覺失調症的癥候。這種缺乏自知之明，並非出於刻意的自我欺騙，或者突然喪失洞察力，而是疾病本身使然。多達四成的思覺失調症患者因病症影響，不僅無法察覺自己的行為與思維已經受到妄想和症狀左右，甚至堅信自己沒有任何精神問題。

父親在一九八九年寫給我的信中提到，為了證明自己精神狀況沒有異樣，他要從他的觀點來剖析發生在他身上的事。「一九七九年，我自費出版〈組織政治〉後，收到一大筆錢。只是我犯在這本書中，我宣稱自己擁有能掌握情境邏輯的分析系統，它價值好幾百萬元。只是我犯了個錯，我說我就是系統本身，顧問中心只不過是個衍生性商品。如果我沒這樣說，或許他們會買下中心而放過我。結果，我變成目標。書出版後不久，我就注意到自己在紐約市被跟蹤。跟蹤我的人不是空軍，就是疾病管制署的人。我相信，我們的電話也被監聽了。我猜測當時是空軍聯絡上你媽，告訴她我愛在哪鬼混。」

一九八〇年初，父親大量酗酒的事掩蓋了他愈來愈多奇怪行為的根源。我媽發現自己嫁給一個無法預測、無法信任、喪失理性，且具有危險性的酒鬼。她警告他，如果不戒酒，就要跟他離婚，也說服他在當年五月參加明尼蘇達州黑澤登基金會舉辦的十天密集戒酒療程。父親從療程回來後，妄想的狀況更甚以往。他第一次公然指責母親和不同的政府機關合謀，好利用他的分析系統。母親不知所措，於是堅持那個夏天要分開度假。

父親在瑪莎葡萄園島租了間房子，並在《葡萄園公報》和《華爾街日報》上刊登大量廣告，要幫顧問中心尋找投資者：「獨一無二的出版品，已知市場需求頗大，享有國際聲譽；有人出價，但條件不佳，需要找尋夥伴補位，提供資金與專業市場經驗。」一九八九年寫給我的那封信中，父親跟我解釋他認為接下來會發生的事。「瑪莎葡萄園聚集了很多情治人員，我相信我刊登的廣告引起了他們的注意。一九八〇年十二月，我回到佩勒姆後，立刻感到不對勁。當時我認為電話被竊聽，卻還是說了一些不該說的話，談到你母親和佩勒姆的其他人。我感覺自己像被困住了，而你母親似乎也默許這一切。我至今仍記得自己坐在那裡，手裡拿著聽筒，對外廣播著自己的想法。沒多久，你母親就搬走了，帶著你一起離開。然後，一切徹底失控。我一直以為自己正在為你的母親進行一場推理訓練遊戲，並透過這個系統獲得某種回報。因此，我日復一日地坐在電話機旁，從街頭的暗示——卡車標誌、路人隨口說出的字詞等等——接收線索，然後根據這些線索系統化地建立一套模組。這對我來說是一場遊戲，而我每天都贏得勝利，卻又不得不迎接隔天的挑戰。這個遊戲的目標，是先整理出我進行推理的方式（也就是這套分析系統），然後，在某個時刻，當我最終『贏得』這場遊戲時，我就會獲得一份合約，還有那份模組跟你媽媽。然後我就能夠重新開始，經營自己的事業。」

爸媽分居前幾個月，父親盡力不讓我接觸到「陰謀」情事，他希望在我毫不知情的前提下，說服迫害者收手，母親也能從中抽身。他不想讓我因他的世界陷入噩夢而失去對未來的熱情與期待。於是，他試圖做到兩件看似無法兼顧的事——努力不讓自己和珍視的一切被吞噬，試圖維持我熟悉的父親形象，卻又同時在黑暗的陰影中掙扎求生。

雖然我不知道那幾個月父親在想什麼，卻可以感覺到他變了。他看起來不太一樣，說話時咬牙切齒，而且總是心不在焉。同時維持這兩種截然不同的世界觀，對他而言已經不堪重負。他酗酒的情況愈來愈嚴重，也不再刻意在我面前掩飾。被妄想和恐懼折磨的他，終究還是承受不了這一切。

大約在我十一歲生日前一個禮拜，某個黃昏，父親和我在家看電視上播的老電影。父親坐在客廳的白色塑膠椅上，我坐在他腳邊的地板上。他已經喝了些酒，我可以從他的呼吸中聞到啤酒味。電影結束時，他問我想不想開車去兜風。他說有個東西想讓我看看。我心裡隱隱感到不安，覺得哪裡不對勁，但還是答應跟他一起去。我們開車到佩勒姆另一頭的小徑附近，就是每個週末我們帶著喬吉一起跑步的地方，他把車停在一棟我之前不曾見過的屋子前。他說如果媽媽不停下手邊正在做的事，他就要跟她離婚；而這棟屋子就是離婚後我們父子要住的地方。我問他媽媽做了什麼，他開始向我傾訴整套陰謀的來龍去脈，還說我母親也涉入其中。我還記得他說的話：「世界上有些邪男惡女會用微笑來征服你，你媽就是這種人。不過這並不會消滅我對她的愛。我只祈禱你能看到這種暴政的本質，或至少保留提出問題的權利。」

父親邀請我進入他的世界，參與他的戰爭——那場因為不存在、所以他無法戰勝的戰爭。在把他的妄想思緒強加給我時，他沒有意識到自己犯了和他母親一樣的罪行：試圖扭曲兒子對世界的理解，以符合他自己的看法。十一歲的我必須在我爸和我媽之間做選擇，許多經歷父母離婚的孩子都有這樣的經驗，沒什麼大不了，但我的選擇將會帶來截然不同版本的現實。第一種，我的母親一如既往地溫暖、和善且誠實；我父親則瘋了，而且愈來愈嚴重。第二種，我母親蓄意參與毀掉我父親人生的陰謀；我爸則是個被誤解的天才。即使當時的我還只是個孩子，也毫無疑問知道哪個版本才是真實的。我開始哭泣，要求他帶我回家，他也照做了。開車回家的路上，我從他的臉上看到受傷的表情——他知道自己的兒子很怕他。

接下來幾個星期，母親察覺到我的恐懼。她意識到自己已無法確保我的情緒安穩，跟父親提出了離婚的要求。我清楚記得那一幕——父親站在樓梯口，通往二樓的台階就在他身後。母親剛剛告訴他，她要搬走，還會帶上我。他慢慢地坐下，雙手掩住臉。我想跑回二樓的房間，卻無法從他身邊穿過，只能僵在原地。空氣裡只剩下啜泣聲，我哭了，母親哭了，父親也哭了。我們都明白，這個家已經回不去了。母親看見的是前方的自由，而我不知道該如何看待這一切。我想，父親或許在那一刻已預見自己的未來——彷彿用一瞬間走完了接下來的十四年，看見那些等待著他的折磨與迫害。不論那是真實的，還是妄想出來的，一切都無可避免。

一九八一年六月，爸媽離婚了。法官將佩勒姆的房子和我的監護權都判給母親，同時下達限制令，不准父親接近我們以及這棟房子。距離三十八歲生日還差兩個月，我爸失去支撐他穩定生活的一切事物，也徹底成為一個局外人。他搬回布魯克林的灣脊區，雖然我強烈反對，但媽媽同意讓他帶走喬吉。之後，他找到一份計程車司機的兼職工作。那年夏天發生了一件讓人難以置信的事。父親在聖約翰大學指導過的一名研究生告訴肯珀博士，他有次在紐約州搭計程車，發現司機是拉亨梅爾教授。當他試著跟父親聊天，父親說他無法自由交談，因為車上已經被聯邦調查局裝了竊聽器。

後院車庫裡的自然歷史博物館始終沒有完工。那段時間，父親開始變了；玻璃罐已被遺忘，計畫也被擱置。我早已不記得那個罐子埋在哪裡。但父親去世後，我第一次回到佩勒姆時，還是走進後院，環顧四周，半信半疑地想看看地面上是否會露出一點生鏽的瓶蓋。在那裡站得愈久，我的想法就愈荒謬。我幾乎相信當初那酸液根本不夠強烈；玻璃深處，腳下某個角落，依舊留存著某種可以辨認的形體——浸泡過的血肉、羽毛與骨骼。而在那一刻，我竟然相信，這個被時間封存許久的形體，或許正說明了為什麼我和父親最後會走到那樣的結局。

第六章——

# 囚犯

查爾斯堅信，他之所以被強制收治，是一種精心策劃的手段。目的是藉由將他跟現實世界隔絕，迫使他扮演病患和囚犯的角色，以削弱他對自己精神狀態的信念。

自父親辭世以來，佩勒姆的那棟老屋在歲月流轉中緩緩吐露它的祕密。裝滿老照片和信件的行李箱、空的啤酒罐、家庭錄影帶、期刊、論文以及書籍，都讓我更加了解父親。但最重要的發現，是一九九六年秋天從教堂山回來後，我在雜物間找到的，一大堆等著被回收的電話答錄機錄音帶。我坐在以前的房間，用小時候那台卡式錄音機，一卷又一卷地播放這些錄音帶。父母離婚後，家裡的電話答錄機二十四小時開著，主要是為了過濾父親頻繁的來電，所以我知道很有機會能聽到他的聲音。

這些錄音帶清楚勾勒出那些年的生活樣貌。訊息時斷時續，夾雜著答錄機的聲響，我驚訝地發現，日常生活竟從未停擺。我聽到早已遺忘的兒時同伴的聲音，問我要不要過去打電動遊戲「神龍傳奇」或玩大富翁。有個鄰居打來，問我可否在他們出門時幫忙照看他們家的貓。我的小兒科醫師留了訊息給我媽，說測驗結果是陽性，我確實得了鏈球菌咽喉炎。我甚至聽到自己小時候的聲音，我想在最好的朋友法蘭基家過夜，因此留訊息問媽媽是否同意。

我終於聽到父親的聲音，聽起來跟我記憶中的一模一樣。最後兩卷錄音帶的時間是一九八二年，裡面都是他留的訊息。他當時認為，被答錄機錄下的每件事，都會被聯邦調查局和中央情報局抄錄並傳播。某些訊息聽起來很模糊，像是一個受驚的醉漢滿口褻瀆的語彙、胡言亂語，其他則是精心準備的關於迫害現狀的陳述，他認為自己是受害者。某一則訊息中，父親透露當時是一九八一年三月，也就是父母離婚三個月後，他企圖自殺。

「是我。我按照約定，留下這些訊息給威廉．凱西，中央情報局局長：先生，大約在一九八一年三月，貴單位與美國電話電報公司、佩勒姆警察局，以及其他眾多機構合作，試圖以下列手段迫使我自殺：當時，我的妻子在你們的指使下離開我，並帶走了我的兒子。我被刻意孤立，陷入陰謀的設計之中。家中的即溶咖啡被摻入某種鎮定劑。我不斷接到騷擾電話，開車或走路時也一直會有車子來騷擾我，至今仍然如此。雖然當時我並不知情，但你們對我施用了某種讀心技術，使我的一舉一動完全暴露。正因如此，我確實打算自我了斷。有一天晚上，我記得自己翻遍浴室的櫃子，試圖找到剃刀或藥物。在這整個過程中，那些負責的人都清楚我的精神狀態有多危急，也清楚我正積極尋找解決之道。祝你有美好的一天。」

多達一成的思覺失調症患者選擇自殺，以擺脫這種病症帶來的折磨與驚懼。成年後再次聽到他的留言，我能清楚聽出他聲音裡的不安與顫抖。小時候放學回家，我會趁我媽還在上班時偷偷聽他留下的訊息，卻只能感受到壓得我喘不過氣的恐懼。我害怕他傷害媽媽。我也害怕他的妄想會擴及到我，有一天可能會傷害我。十五年後，他的聲音仍舊讓我害怕，但卻是不同類型的恐懼，比較像我第一次看到流浪漢的感覺；我知道自己目擊了一些可怕的事，某些本不該發生的事。但不只如此，那種感覺就像在醫院的電梯裡，站在一個昏迷不醒的病人擔架旁——是一種離死亡太近的恐懼。而在這裡，死的是一個人的心智。

一聲短促的尖銳嗶聲後，父親的聲音再次響起，從一句話的中間開始錄起。他故作鎮定，幾乎掩蓋了語氣中潛藏的恐懼。他抗拒了自殺的念頭，決心要揭露這場陰謀，向全世界反擊。這次，他又回到了那個堅持要被公平對待的局外人，試圖用理性去規範這個荒謬世界的守門人。「我對天發誓，我不是開玩笑，這已經太過分了，我被羞辱、貶黜過頭，你還綁架了我的兒子，真的是綁架！我要用最適切的方式來保護我的權利。不管你們打算怎麼補救，或者用你們的話來說是補救，這裡發生的一切，所有你們在推動、宣傳並參與的事，都一定會被公諸於世。我可以保證，事情的真相看起來可不會太光彩。我會親自為我的兒子記錄這一切，這樣你們這些人就無法藉由操弄影像或篡改歷史來搬弄事實。這或許需要十年的時間，但我向你們保證，這件事一定會發生。我對老天發誓，只要我還有一口氣，我就不會停手，直到你、美國電話電報公司等大公司、中央情報局，以及政府，還有其他人的所作所為都受到司法制裁為止。即便要耗個十年，我也奉陪到底。」

在學術生涯脫序、父母雙雙辭世後不久，查爾斯又失去妻子、兒子和房子，種種打擊猶如為他的妄想症添足柴火，讓他孤注一擲，不惜冒險行動。儘管查爾斯已經沒有穩定收入，但從一九八二年起，他開始變賣離婚協議中分得的一筆小額股票投資，以踐行自己公開陰謀真相的決心。他不再撰寫運用自己分析系統的專著，而是以「顧問中心」的名義，每月發行一系列充滿妄想的月訊。查爾斯出版了十五篇刊物，標題諸如：〈如何摧毀自由與世界（致國家安全委員會與中情局的公開信）〉、〈責任，或一封寫給人質兒子的情書：來自一位政治囚犯父親的告白〉，以及〈民主與自由企業作為負面的烏托邦〉等。他將這些刊物寄給全球各地的家人、朋友及公眾人物，希望大家為他作主，同時讓迫害他的人感到羞愧，進而被迫妥協。出人意表的是，他還收到來自全國各地的訂單，這些訂閱者的陰謀論——無論是因精神疾病引發的還是其他原因——都與他的妄想情節不謀而合。

查爾斯把他作為社會學家累積多年的學識和訓練都用來寫這些月訊，它們複雜得令人讚嘆，而對痛苦的表達更是令人心碎，讓人窺見妄想型思覺失調帶來的深層折磨。不過，他完全沒用到「思覺失調症」這個詞，顯然他對自己的病況毫無所察。因為思想的偏執，他將妄想型思覺失調症的症狀，重新詮釋為一場由迫害者強加於他、精心設計的社會實驗。他相信迫害他的人已經剝奪了所有他珍愛的東西，只為了強迫他發展分析系統的模組。這樣的企圖無法奏效，他們便改弦易轍，想要將系統從他的大腦中取出——讓他成為一種全新社會實驗的第一位受試者——他稱為「思想控制」。從第一封月訊〈思想控制與美國的技術奴役（？）〉開始，他就傳遞思想控制的概念，並向世人揭露這場實驗的罪惡與不公。

思想控制有兩個環節。查爾斯在分居前不久便意識到第一個環節——迫害他的人掌握著絕對的權力。他認為對方已經籠絡幾乎所有可能的人，無時無刻不在監視、操縱著他的一舉一動。「若要我列出參與者清單，將包括過去的雇主和同僚、朋友和家人、銀行、保險公司、各大報社、各電視台和電台、公用事業、宗教及婦女團體、退休軍人組織、私人企業，以及所有你想像得到的政府組織，從美國總統辦公室，到國稅局、美國海關及紐約市停車管理局。該問的是『誰沒有參與』，而不是『誰是其中一分子？』。」陰謀滲透無處不在，全面控制他的社會環境。他清醒的每一刻，都在他人有意安排的社會情境中度過；在那個他被推入的新世界裡，所有事件都帶有目的，沒有任何事情是出於偶然。

離婚後三個月，查爾斯發現思想控制的第二個環節。「自一九八一年八月以來，我所有的想法都能被遠距離讀取。任何可能的防衛或閃避策略，只要我一想到，對方就已經知道，我根本無法逃脫。」為了說明那些迫害者為何能讀出他的想法，查爾斯認為有一種新技術存在：「我認為我吞食了一種低劑量的輻射物質，應該是被人蓄意放在我的食物中。我的外貌、血液中的毒物反應或體態都無異常。思想紀錄十分複雜，要不是經由熱感應，就是無線電望遠鏡的技術。距離再遠都不是問題，甚至可能動用到衛星。事實上，我已經被改造成了一台無法關閉的行動無線電發報器。」

第一封月訊最後，查爾斯提到這兩個環節如何達到思想控制。「有意識的思考能夠被遠距讀取，並透過改變環境線索來影響這些思考。與洗腦不同的是，洗腦還只是靠審訊者的猜測，去推斷一個人腦中在想什麼，而『思想控制』則更進一步——它能直接讀取，甚至操控受試者的思維邏輯。也就是說，可以直接介入一個人的心理歷程。」既然查爾斯的迫害者透過思想控制可以一天二十四小時監控他，可以隨意改變他的社會環境，那就可以在任何時刻修改、裁剪，或誘導他的思想進程。

「他們用一套精心設計的暗號和手勢來操控我所見聞、所感知的一切，甚至左右我對現實的認知。也就是說，這些暗號被解碼後，會變成暗示，試圖影響我在某些私事上的決定。但這場實驗並未就此停止——我的私人對話被四處傳播，我的過往，不論錯誤或成就，都被拿來加以譏諷和貶抑。連我夢裡的片段也被搬上現實舞台，被人刻意演繹、公開羞辱——顯然是有人在背後指使。更令人難以承受的是，我內心最具敵意、最惡毒的念頭，竟被陌生人知曉並做出反應。如今，我成了我最陰鬱、轉瞬即逝的念頭所描繪的模樣，因為那些讓我產生這些想法的力量，又反過來懲罰我。對我來說，這個世界只有一個詞可以形容——地獄。」

寫第二篇月訊時，查爾斯相信迫害他的人已經擴大目標，不僅僅打算竊取他的分析系統。「他們把我當成試驗品，想徹底掌握『思想控制』的技術，最終目的是要改變一個人的意志和人格。」這場實驗已經脫離了原本的目的，成為一個無法終止的循環，沒有人知道它會不會結束，或者何時才會結束。查爾斯深知，最可怕的不是自己遭受了什麼，而是這種事情可能發生在任何人身上。他在月訊中警告讀者，不要覺得這只是他一個人的悲劇；如果連他的思想和行為都能在無法抗拒的情況下被左右，那麼遲早有一天，這種手法也可能被用在任何人身上。

從一九八二年開始，那時我才十二歲，父親每寫一篇充滿妄想的月訊，就會寄給我。它們被裝在和商業信件差不多大小的信封中，大約三、四十頁，用訂書針固定，再加上米黃色的紙板書封。每封信都有他的雪茄味。我熟讀這些信件，翻查字典，一遍又一遍地閱讀。當時我就知道，父親狀況惡化不是因為酒精中毒，而是精神疾病之故。接收這些月訊、他寫來的信件和答錄機裡的訊息，讓我迫切地想要了解他發生了什麼事。我必須了解，我的父親——我的探險夥伴、我所有偉大計畫的合作者、我長大後最想要成為的對象——怎麼會變成世界上最讓我害怕的人。回答這個問題是我童年歲月的最後一個大計畫。

閱讀了父親所有關於精神疾病的舊作——他搬出去時沒把大多數的書帶走——我慢慢得到一個結論，他的症狀與妄想型思覺失調症最吻合。我從書中得知，這個疾病有其遺傳性的原因：如果父母罹患思覺失調症，孩子患病的機率是其他人的十倍。這個發現動搖了我原本的自豪感——我曾因自己身上的某些特質與父親相似而感到欣慰，但現在，這種相似性反而讓我恐懼：如果我太像他，是否也會步上同樣的命運？然而，我能或多或少地抑制住這種恐懼，因為我告訴自己，擔心這種可能性只會讓它更有可能成真。

心中的恐懼與失落感，加上荷爾蒙的湧動，讓我變成一個敏感內向的青少年。我一方面對父親和他的病症念念不忘，另一方面卻又盡量和他保持距離。我很少回覆那些源源不斷的來信和月訊，也從不在電話鈴聲響起時接聽——但每次都會衝向答錄機，把音量調大，就怕那通電話是他打來的。

當時我並不知道，父親的研究所論文正是在研究思覺失調症。在他的案例中，疾病並未摧毀他的記憶，一般而言也不會有這樣的影響。他知道自己曾經擔心會思覺失調，而現在從外界的眼光來看，確實出現了該疾病的症狀，這可能會影響他對「思想控制」相關說法的可信度。在〈思想控制與美國的技術奴役（？）〉第二期中，他直接抨擊這個問題。他寫道：「如果我抗議得太強烈、太有力，或是被迫害者認為我的抗議過於偏激，那麼我就有可能面臨這場實驗被終止的命運，隨之而來的將是他們全面否認真相。因此，我面臨的最終威脅，是被他們貼上精神疾病的標籤。」

父親相信，他的迫害者特別設計了一套實驗，讓他的抗議看起來與思覺失調的症狀一致。他們利用新技術去提取他的記憶，發現了他的軟肋，也就是他過去對精神疾病的隱憂，又利用這個長年的恐懼來控制他。他的回應既展現了他的決心，也透露出他那套妄想思維的堅不可摧。「這個策略中只有一件事弄錯了：真相不是由共識決定的，正如自然法則不是由人類決定的。」

一九八二年，查爾斯的病況持續惡化。每一期的月訊在傳達思想控制實驗的演進時，也同時反映了他的精神狀態在持續崩解。一九八二年五月，迫害者在「讀心術」上有了重大的進展。在此之前，他們只能讀取他的思緒，如今已能透過只有他一個人聽得到的聲音，將訊息傳遞給他。查爾斯也有了新的因應對策，他稱之為「技術轉變」。「我會以『廣播』的形式，跟對方大聲論理——我必須承認有時不得不在公共場合進行，實在有點難堪。但我當時正在定義一個完全不同層次的現實。」換句話說，一九八二年五月，查爾斯開始自言自語——這正是思覺失調症的典型特徵。

一九八三年初，查爾斯認為他受夠了各種迫害。他多次在月訊中提及，如果他的迫害者還不停止實驗，他將離開這個國家。他真的跨越國境，進入加拿大，並在魁北克賃居。他以為實驗只限於美國境內，沒想到騷擾仍舊持續出現且不受控制，他感到驚訝和害怕。在魁北克發生過一次重大車禍，他認為那是一種要他「閉嘴」的粗暴做法，於是又搬回紐約州。查爾斯不斷搬家，在北部幾個城市分別住了幾個月。不論住在哪裡，他的怪異行為很快就被當地人排擠。紐約州有好幾個警察局都有他被申訴的紀錄，包括半夜在公寓大聲吼叫、翻看鄰居的郵件、在餐廳自言自語。一旦他變得太引人注目，他就搬家，但總是選擇住在離大學和圖書館很近的城市，這種模式不斷重複。

查爾斯最大的恐懼，不再是迫害者會在沒有解釋或無法補救的情況下終止實驗，讓他不得不為表面上看似極為異常的行為辯解。他在加拿大的經驗讓他確信，實驗不會太快結束，而是會加劇進行。在一九八三年春天發表的最後一篇月訊中，查爾斯總結迫害者當時的成就，他也預測了自己的未來。「透過一場系統性、逐步進行的虛枉法律程序，我所擁有的一切都被奪走了：我的事業、我的房子、我的妻小、我的車等等。他們要奪走的，不只是社會的認可，還包括我的自我認同和內心的平靜。最終，他們會透過精神病的陷阱，剝奪我的自由。最大的『剝奪』，就是那份真相——關於我在被逼到情緒崩潰、憤怒對抗命運之後的精神狀態。而這場思想控制的結果，只會導向兩條路——監獄，或是精神病院。」

換句話說，查爾斯害怕他的迫害者為了完全控制他的行動自由，會在某個時間點設下陷阱，導致他犯罪，並被囚禁在精神病院。

一九八三年秋天，面對這場威脅，查爾斯決定徹底離開紐約州，在新罕布夏州格瑞森附近，一處人煙稀少的伊斯特曼社區租下一間房子，隱居於樹林之中。他不再發表月訊，也放棄了他的顧問公司。他希望透過這些退讓的舉措和保持低調，能夠避免他的迫害者加大處罰的力道，強迫他們放棄實驗或是另尋受試對象。他也發現，萬一他的憤怒到達頂點，獨自生活在森林裡，能降低失控傷人或觸犯法律的風險。

父親的「隱居」在一九八三年十二月結束，他無預警出現在佩勒姆，要幫我過十四歲生日。他開著祖父留下來的米色旅行車停在路邊時，我和朋友們正在街上踢球。我還來不及感受他記得我的生日，且開了兩百多英里的車來看我的喜悅，就先擔心他會害我在朋友面前丟臉。他用力擁抱我，力道之大讓我差點喘不過氣，接著雙手按住我肩膀，笑著說我的肩膀愈來愈寬了。我媽從屋內走出來，他問她可否帶我在附近走一走。因為他看來很清醒也很穩定，媽媽勉強同意。

父親急於知道我的近況，過去兩年半我都做了些什麼。我們走下山坡，右轉進入哈蒙大道——路過多年前我和喬吉發現烏鴉的那個地方——再右轉進入斯托勒大道，接著第三次右轉進入華盛頓大道，再繞回我住的那條街。一路上，他問了我無數問題，問到我幾乎答得氣喘吁吁。我喜歡上學嗎？畫圖有沒有進步？有沒有女朋友？我都結交哪些朋友？我還會去釣魚嗎？有沒有什麼新的收藏品？以及他寄來的信件是否都收到了？

在這幾分鐘內，他努力導正我們的關係，父親既沒有提到陰謀論、思想控制，也沒提離婚的事。我回答了所有的提問，但心中的擔憂仍舊揮之不去；他每次開口，我聽到的都是電話答錄機和月訊的回音。我沒膽問他那些事，也沒提到我對他的病情的猜測。就在山坡上的家映入眼簾時，他打開皮夾，拿了一張二十美元的鈔票給我，說他沒有時間幫我買份好禮物。我拿了錢，說了聲謝謝。走回我家門前，他抱了抱我，放手後又抱了我一次。我掙脫開來，跑去找我的朋友。當時我還太小，以至於不知道我可能再也見不到他了，也不知道那被我掙脫開的第二個擁抱，就是我們最後的擁抱。

一九九六年冬天，我在大風雪中開車到伊斯特曼，整個新罕布夏州幾乎被掩埋在半英尺高的雪堆中。靠著父親在警察局和法院的紀錄，我找到了幾個認識他的人。基於他當時的情況，我很訝異他在伊斯特曼竟然還認識了一位新朋友。父親每個月月初還會按時繳房租時，上了年紀的房東會邀請父親進屋坐一會兒，陪她喝杯咖啡。她還記得當時的對話，因此不只願意跟我碰面、談談我的父親，她還烤了個蘋果派「以示重視」。

房東記得我父親在拜訪她時說了很多跟我有關的事，他經常提及我們的往事，對於打電話始終找不到我感到灰心。然而他最常提及的話題卻是朵蒂。「我年紀大到足以當他媽，他也知道我有如他這般年紀的兒女。他總是問我：『如果你是我媽媽，當我做了這些事，你會怎麼做？』然後他會說出一些小孩子才會做的事。我有一種感覺，他想要弄清楚是什麼害他出了問題，所以我試著盡力幫助他。」坐在朋友身旁，談論她的教養方式時，我父親似乎仍舊在意著祖母對他人生的影響——即便他早在十五年前就完成了關於「雙重束縛理論」的論文。他提出的問題暗示著，那些迫害者試圖讓他在理智與瘋狂之間來回拉扯的手段，或許在他人生中這個動盪的階段，確實產生了一些影響。

離開前，我問房東知不知道父親在伊斯特曼發生了什麼事。她說他和鄰居間似乎有些誤會，但她一直不明白父親為什麼在一九八四年六月突然離開伊斯特曼。我謝謝她的招待，然後在雪堆中蹣跚而行，去找兩位曾經在十二年前跟警方舉發父親的鄰居。

在造訪佩勒姆的六個月後，查爾斯對未來的預想一語成讖：他的痛苦和困惑使他對命運感到憤怒，生平第一次，他的異常行為失控，跨過了暴力的界限。六月初的某個黃昏，查爾斯帶著喬吉去散步，快回到家時，喬吉追著一隻松鼠進入樹林後不見蹤影。直至隔天早上，喬吉都沒有回來。查爾斯認為迫害他的那些人為了進一步懲罰他，帶走了他唯一的伴侶。當時鄰居正在準備早餐，他不斷敲打她家廚房的窗戶，並隔著玻璃窗咆哮，說他知道是她偷了他的狗，接著打破窗戶後氣沖沖地離開。

那天稍晚，查爾斯開車沿著伊斯特曼路尋找喬吉，一輛車突然插到他前面。查爾斯一路跟隨，直到對方駛進自家車道。他下車對她怒吼，要她離自己遠一點，接著直接揮拳打在她臉上。他堅信這名駕駛故意超車，是在向他發出警告，暗示他的思維正朝著危險的方向發展。當天稍晚，喬吉已經返家好幾個小時後，警察在家裡找到查爾斯，並且逮捕他。他在監獄待了一晚，隔天一早，警方將他轉送到位於康科特的新罕布夏州立醫院[5]進行精神評估，並將喬吉送到當地的獸醫院，等候主人的命運宣判結果。

因為媒體廣泛報導各種思覺失調症患者暴力犯罪的故事，我必須慚愧地承認，在調查父親生平時，我最大的恐懼就是發現他曾經殺害過誰。然而，事實上，儘管媒體慣於用煽情、

5　新罕布夏州收治精神疾患者的專門醫院。

甚至扭曲的手法，渲染思覺失調症患者，大多數患者並不如外界想像般暴力。恰恰相反，他們更常選擇退隱、孤立自己，正如我父親在病發後大半輩子所做的那樣。媒體大量報導思覺失調症患者零星的暴力犯罪，但對他們的掙扎和成就卻鮮有關注，這並不能準確反映這種疾病的真實面貌。相反地，它透露出媒體和公眾對這些人的困境毫不在意——除非極少數因疾病導致的，令人絕望的非理性行為對公眾構成直接威脅，否則這個問題不會受到關注。

我到達新罕布夏州立醫院時，大雪依舊紛飛。一九五〇年代中期，這裡差不多有兩千名病患。三十年後，父親待在此處時，只剩下兩百五十人，今日更僅餘一百二十人。因為病患人數銳減，當年父親住的庇斯里大樓已在一九八六年關閉。大樓的前半部改裝成幾間行政辦公室，我在出發前預先申請了父親的病歷，就在其中一間辦公室等待我去領取。管理人員又帶著我參觀大樓的其他部分。

庇斯里大樓的兩個側廳曾是病房，如今像是一隻巨大神獸的殘肢一樣，日漸消瘦。在新罕布夏州，十個冬天沒水、沒有暖氣、沒有電力，對建築物造成的損害不下於經歷一場大火。大多數被用鋼絲加固的窗戶不是已經破裂，就是有裂痕。天花板上垂掛著剝落的油漆，似乎被一張錯綜複雜的蜘蛛網勉強支撐著。一層層油漆碎片和塵埃覆蓋地面，原來的地板幾乎看不見。鴿子和烏鴉飛進窗戶後找不到出口，已變成乾扁的屍體，半埋在廢墟間。除了每個病房入口處都有從地板到天花板的獄門外，讓病人進出的小門也都覆滿鐵鏽。

牆上幾張褪色、破裂的海報寫明病患在病房內應遵守的規矩，這些海報讓我知道自己身在醫院，而非廢棄的監獄。另外的證明則是一堆粗糙畫作，用來裝飾 P-1 區主要通道的牆面，我父親的病房就在此處。我問起這些畫作，管理人員表示，這些畫是一位一九六〇年代中期思覺失調症住院患者的作品。剝落的油彩和半暗不亮的燈光讓這些畫作融入周遭環境，散發出深奧、神祕的氛圍。每幅畫的題材都不一樣——轟鳴的瀑布；撒哈拉沙漠夕陽西下的獅子剪影；坐在敞開窗戶前的一隻灰貓，望著廣大又繽紛的花園——但背後的主題一致：自由。

一九六〇年代中期開始，州立精神病院的住院患者數量逐漸減少。當時，P-1 病房的牆上還掛著嶄新的畫作，而我父親則在數百英里外的另一家醫院擔任年輕護工，自詡為研究者。這股「去機構化」的趨勢，由三項發展共同推動：一是一九五〇年代出現了穩舒眠[6]，這是第一種用於治療思覺失調的抗精神病藥物；二是全國對住院病人的花費愈來愈在意；三，許多精神病院內部惡劣環境的曝光，使得社會大眾開始更加關注精神病患的公民權益。

為了回應這種趨勢，《社區心理健康中心法案》在一九六三年通過，提供經費讓全國設置庇護所、社區心理健康中心和社區住宅等基礎建設，取代醫院作為精神疾患的主要照顧機構。與此同時，有關強制住院的法律變得更加嚴格。雖然各州的法規不盡相同，但通常都設有以下門檻：當事人必須對自己或他人構成明確且可證明的危險，才能被強制收治。

隨後在一九六〇至八〇年代間，大量患者離開醫院，湧入社區。因為基礎建設經費不足，再加上那些社區心理健康中心更常為健康狀況較好、生活機能較正常的人服務，上述關於精神健康照顧系統的變革只能以失敗告終。今天，因為「去機構化」的失敗，導致超過六成的精神疾患者無法得到妥善的照顧，全國更有約三分之一的街友是精神疾患者。

經過二十年的掙扎與探索，試圖從不同角度理解精神疾病，查爾斯最終還是成了新罕布夏州立醫院的第六四八八四號病人。他的種種異常行為，被正式診斷為慢性妄想型思覺失調症。醫院的病歷紀錄中，來自不同醫護人員的手寫筆記詳實記載著他的狀況變化、症狀起伏，以及言行中透露出的重要訊息。根據這些紀錄，查爾斯堅信自己住院只是這場實驗進一步升級的證明：他之所以被強制收治，是一種精心策劃的手段，目的是藉由將他跟現實世界隔絕，迫使他扮演病患和囚犯的角色，以削弱他對自己精神狀態的信念。從一開始，查爾斯就相信工作人員都是同謀，不論他如何配合，都會被詮釋為他承認自己可能罹患精神疾病。毫不意外地，他拒絕服用所有號稱可以幫助他改善症狀的精神藥物，也拒絕提供任何背景或個人史資料。這種沉默讓他在病房裡顯得格外神祕。

他幾乎整天都坐在病房盡頭窗前的那張椅子上，身影映照在玻璃上顯得格外孤立。他總是在小記事本上埋頭寫個不停，字跡細小緊密，從不讓任何人看他寫了什麼。他孤單一人，不曾與其他病患或醫護人員有任何社交來往。除了吃飯或是進健身房鍛鍊，沒有什麼事能讓他停筆，他對健身的熱愛近乎痴迷。被關押的憤怒、過去的暴力行為，以及高大的身形，讓醫護人員和看護無不對查爾斯充滿戒心，他們相當擔心他會逃逸，因此不允許他像其他病患一樣離開病房。

直到九月，查爾斯寫了封信給克里弗，控訴他參與陰謀，這才讓工作人員有辦法拼湊出

6 Thorazine，台灣未有此藥。穩舒眠為使用相同成分之藥品。

他的過去。克里弗與醫院聯繫，想知道發生了什麼事，也提供查爾斯的背景資料。他們驚訝地發現，病房中唯一讓他們害怕的這名病患，居然曾是大學教授。克里弗的評論、工作人員的定期紀錄，再加上警方的報告和病程紀錄等等，累積成查爾斯的精神疾病病歷——直到他過世為止，檔案超過一千頁。

醫護人員無從得知的是，克里弗是從基督科學箴言會的觀點來敘述家族歷史。在他的版本裡，朵蒂和威廉是無可挑剔的父母，拉亨梅爾一家從未有任何問題。按照他的說法，查爾斯的結局完全是來自他恣意妄為的傲慢與酗酒，這些惡習是他離家後才染上的。話裡的暗示再清楚不過：他在靈性上懦弱，缺乏信仰。而查爾斯曾極力掙脫的，那套朵蒂的扭曲妄想，如今卻被寫進了他的精神科病歷，成為他擺脫不掉的陰影。

查爾斯無法步出病房，只能透過鐵絲網看到天空，這樣過了一整年。因為他始終拒絕接受治療，一九八五年六月，新罕布夏州美利馬克郡的遺囑檢驗法院認定，查爾斯因為精神疾病而喪失行為能力，必須指派法定監護人，「以便持續照顧他、監督他，幫助他復原。」這對於患有思覺失調症的病人來說，往往是必要的，否則在妄想的影響下，他們可能永遠都會拒絕治療。一般來說，法定監護人只有在遇到與治療有關的法律問題時，才會與病患見面。查爾斯的監護人之權責也非常有限，他有權利決定查爾斯需要哪些治療，但沒有權利監管他的財務，或在他出院後限制他的行動。在新罕布夏州立醫院精神科醫師的建議下，查爾斯的監護人立刻授權，強制他服用抗精神疾病藥物好度（Haloperidol）。

抗精神疾病藥物效果雖然顯著，但對於查爾斯的思維影響仍舊有限。他很快變得不再那麼具有敵意，也沒那麼疑神疑鬼。當然，他還是會說些子虛烏有的事，但不再像過去那麼強調那些事。顯而易見的是，他仍舊沒有病識感，也無法把他的進展歸因於藥物的影響。根據他的病程紀錄，「雖然他勉強接受那些不得不然的治療，但他從來不曾完全明瞭藥物的效果。例如他曾說過，不知道為什麼別人不再讀取他的想法，但正因為他們停止了，他才不再自言自語。」

雖然查爾斯的症狀仍在，但他已不再危及自己或他人。院方準備讓他有條件出院。查爾斯簽了份協議，同意出院後，每週跟黎巴嫩心理健康中心的個案管理師會面，同時也會繼續服藥；如果違背協議內容，就必須再度入院。醫院的社工幫他在新罕布夏州的黎巴嫩找了個單房的住所，搭一小段公車即可到達特茅斯學院。他的法定監護人幫他申請了每月六百零四美元的社會福利救助金，這是社會安全局提供給身心障礙者的福利。

查爾斯再度與外在世界聯繫後，發現自己被迫害者監禁在醫院的期間，幾乎失去了所有的財產。停車場因為沒有收到月租費，便把他的車子賣了；也因為他沒能清償獸醫院的帳單，獸醫師讓其他家庭把喬吉領養走。查爾斯入院時，他要求伊斯特曼的房東讓他把一些重要物品放在地下室，包括十年的日記，裡面有許多未來社會學研究可以用上的資料。她同意了，不過他出院後與房東聯繫，她卻說淹水後所有東西都毀了。

一九八五年十月，在州立醫院連續住了十六個月後，查爾斯出院了。在他看來，這段強制收治並非為了改善他的精神狀態或社交功能，而是他最深層恐懼的具現。他原本僅存的生活支柱被徹底剝奪，換來的是一紙「妄想型思覺失調症」的診斷、一份每天服用一次的「好度」處方、每月六百零四美元的社會安全補助，以及一個無形的威脅——如果他過於抗拒「思覺失調症患者」的標籤，他們會取消有條件釋放，將他重新關進醫院。他無處可逃。只有當他完全接受並維持這個診斷，他才能換取短暫的自由；若他試圖以任何言語或行動抗拒這個標籤，他的人身自由將再次被剝奪，直到他屈服。他的迫害者兌現了終極威脅——不僅否認他所遭受的一切，還將他定義為精神病患，使他成為唯一一個堅信自己清醒，卻無人相信的人。

# 第七章——思覺失調症患者

我第一次直言不諱問起他的疾病。提起這個話題，是希望在我們重聚之前把一切說清楚。但實際上，我所問的卻是個既殘酷又天真的問題：你仍舊是個瘋子嗎？

一九八四年六月，我十四歲時，父親突然停止來信。我並不擔心父親的安危，反而在意他是否已經把我忘了，從我當時的年紀來看，這恰恰證明了我的幼稚。直到一九八五年十月，也就是他從新罕布夏州立醫院獲釋的那個月，我才再次收到他的來信。在十六個月的沉默中，我時常想起他，但身為一名青少年，更多時候還是在想自己。我一心想熬過那段尷尬又痛苦的青春期。諷刺的是，我努力求生的一大部分，竟然圍繞在我對精神疾病日益增長的興趣上。我如痴如醉地閱讀跟思覺失調症有關的書籍，開始崇拜那些精神病患者創作的藝術作品。我對人類心智的脆弱感到驚嘆，也不禁思考，為何我們總是理所當然地認為自我意識是穩固且不可動搖的。父親出院後重新寫信時，並不知道即將年滿十六歲的兒子，正將他的自我認同建立在「有個思覺失調症爸爸」這件事上。

在書信往來中，父親再次努力扮演我生命中正常的、父輩的角色，小心不要提到他住院、診斷結果或是陰謀的事。雖然身在遠方，他盡力培養我的興趣，鼓勵我精進學業。例如，他知道我喜歡詩歌，於是花了一個星期在達特茅斯學院的圖書館收集許多詩集書目。他也購買一堆哲學書給我，包括維根斯坦、柏克萊和蒯因。跟著這些書一起寄來的信件中，他寫道：「我想用這些你需要的書來填滿你的書架，至少在我看來，這才算得上是知識分子。」

我十六歲生日時，父親寄了幾篇他當時的著作給我，這是他唯一能送我的禮物。對他而言，那比世界上任何東西都更有意義。一起寄來的信中明白指出，他拒絕讓思想控制、他的精神診斷，或是十六個月在州立醫院的記憶削弱或拖垮他的意志。他還提到，他重新燃起對社會學的興趣，同時讓顧問中心重新運作，並開始研究情境邏輯。他之前稱為「分析系統」，現在改稱為「分析空間」。那封信的結尾充滿他對未來謹慎但樂觀的看法：

基於一個父親痛苦的人生經驗，我想為你的未來提供幾句建言：真正值得投資的，只有你自己，以及你能夠做的事。沒有人可以把這些搶走；只有自我不斷成長，你才能看出這種投資的回報。過去這五年對我而言並不容易，但我很幸運能重新領悟這個道理。它讓我在達特茅斯能正常工作，也讓我不至於太沮喪或太害怕。我真的不知道為什麼別人可以退休——我認為退休對我而言是不可能的事。

我想你，我的心一直陪伴著你。有任何需要都可以告訴我。

愛你的爸爸

我對父親似乎重回正常的狀態感到困惑，這種迷茫與當初他發病時給我的感受如出一轍。我仔細閱讀他的每封信，試圖找出過去那些瘋狂念頭的痕跡，結果卻什麼都沒發現。雖然我不認為自己是有意識地做出這個決定，但現在回想起來，我當時顯然已經認定，除非他不再顯露任何病症的跡象，我才願意維持這段聯繫。然而，思覺失調症無法根治，現有的治療方式也極其有限，這樣的期待對他來說未免太過苛刻。我內心的矛盾與戒備，讓我無法穩定地回應他的來信，也沒有真正去維繫我們曾經擁有的父子關係。

我是從父親在新罕布夏州黎巴嫩的個案管理員那裡，才知道自己的猶疑，對父親造成了什麼樣的影響。一九九六年冬天，我曾拜訪約翰．英格蘭德，一位聲音輕柔、皮膚白皙、頭髮花白的男人。我們談話的地點，正是十年前他為我父親提供諮詢的辦公室。幾乎每次碰面，我爸都會表達我鮮少回信帶給他的挫折感。他談到我時，會來回踱步，說話斷斷續續，而且眼淚盈眶。然而，他仍舊持續寫信給我，也不會要求我一定要回信。總結我對父親人生的重要性，英格蘭德告訴我：「你們的父子關係讓他對人生感到希望，感到與人有所連結。我覺得如果你們斷了音訊，就像是切斷了他最後的生命線。」我請英格蘭德再重複一遍剛才那句話，不是因為沒聽清楚，也不是因為聽不懂，而是想把那些字句刻進心裡，免得日後坐在曼哈頓的公寓裡，一遍遍重構這場談話時，又開始為自己找藉口開脫。直到聽見那句話，我才真正明白，離婚後這些年父親有多孤單，而我又在他那份與日俱增的孤獨裡扮演了什麼角色。

查爾斯試圖找回過去的人生，甚至積極尋找教職。英格蘭德回憶，他那堅定的意志與理性的處事方式，無異於一場英勇的壯舉，讓人不禁敬佩。他無法解釋查爾斯為何如此堅毅，唯一的答案是，他的智慧遠遠超出病症帶來的限制。儘管查爾斯在每週的會面中仍流露出誇大的妄想和偏執，但他用二手打字機寫出的求職信卻總是措詞得當、內容合宜，一封接一封地寄往各大學校。在他有條件出院後，他憑記憶更新了履歷，忠實記錄他的學術成就和出版品，沒有多餘的潤色。他也將自己當下對分析空間的研究納入，還有他早先在情境邏輯上的專題著作，不過不曾提起那些充滿妄想的月訊，也沒提到思想控制的話題。查爾斯的資歷與他表現的方法都讓人印象深刻，他數度獲得地區大學的面試機會。

一九八五年十二月，就在他有條件出院後僅僅兩個月，查爾斯在求職上就有了重大的突破。他被黎巴嫩學院僱用，從一九八六年三月起，教授名為「社會理論和實踐」的社會學導論課程。薪酬少得可憐，但這是他第一次有機會將履歷上遺留的空白填補起來，對於在學術圈得到正職工作，這一點非常關鍵。接下來幾個月，查爾斯全心投入備課。能夠重執教鞭，他顯得非常興奮，每週和英格蘭德碰面時，話題都圍繞在課程內容上。查爾斯提到要對學生強調哪些主題，並試著把課程講給英格蘭德聽。他甚至罕見地表露情感，回憶起自己在威廉瑪麗學院上的第一堂社會學課程，他期許自己能啟迪學生，就像他受到教授們的啟發一樣。

開學前兩天，查爾斯收到黎巴嫩學院的通知，課程因為選課人數不足而取消。當天稍晚與英格蘭德碰面時，他承認自己差點就沒辦法走過來。失望加重了查爾斯的妄想，再下一次碰面時，他的焦慮、敵意和被害妄想都變得更加明顯。英格蘭德開始收到社區對查爾斯的抱怨，查爾斯則指控圖書館員監視他。達特茅斯學院告發他擅闖校園，並禁止他進入圖書館。他的鄰居們寫了聯名信給房東，信件也轉到英格蘭德手上，內容提到好幾樁怪異的行為：他會撕開別人的信件；深夜一個人在公寓時，用穢聲穢語咆哮；甚至有人看到他從窗戶向外撒尿。

這是第一次查爾斯試圖擺脫自己作為思覺失調症患者的身分，可惜為期過短。一九八六年四月三日，他經過緊急評估後，又重新住進新罕布夏州立醫院。入院時查爾斯承認，過去三個月都沒有服藥。鑑於他沒有病識感，藥物又帶來副作用，因此最實際的反應就是拒絕吃藥。好度是一種主要的鎮靜劑，短期副作用包括嗜睡、不安、口乾舌燥和視力模糊；長期使用可能會導致體重增加、性慾減退和性功能障礙，進而影響情緒和生活品質。較嚴重的副作用則包括錐體外徑症候群症狀，例如不自主顫抖和肌肉僵硬，以及遲發性運動障礙，患者會出現無法控制的扭動，通常影響口部、嘴唇、舌頭和四肢。服用舊型抗精神病藥物（如「好度」）的患者中，約有百分之十五至二十可能會出現這種情況，進而影響他們與人互動的意願。

查爾斯告訴治療團隊，他認為自己無法找到全職的教職，是因為他在面試時出現錐體外徑症狀。這種說法十分可信。州立醫院的醫護人員在病程紀錄中寫道：「他經常嚴重抽筋，手臂和雙手扭曲，手肘則放在他最喜歡的椅子把手上。有時候為了控制顫抖，他會用手緊緊按住膝蓋，指關節都發白了。」雖然查爾斯不曾明說，但在英格蘭德的印象中，查爾斯認為藥物的副作用也是另一種形式的迫害——這是他被標籤為妄想型思覺失調症的一種殘酷的提醒，同時也刻意防止他找到工作。

法定監護人同意讓查爾斯改服用能減少錐體外徑症狀的可捷錠（Cogentin），醫師則讓他每月注射一次好度，取代每日的口服藥，這樣出院後更方便監控他的用藥情況。他的情況很快得到改善，院方也準備讓他出院。雖然服藥能減少病況復發的程度和頻率，但終究無法預防，因此新罕布夏州立醫院的醫護人員對查爾斯的未來並不抱太大希望。從他出院前的最後一則病程紀錄可以看出，醫院的態度相當保守：「雖然查爾斯的妄想可能永遠不會完全消失，但從目前來看，他的行為和態度與上次有條件出院前相似，至少在接下來幾個月內應該可以穩定度日。」一九八六年五月一日，查爾斯正式從新罕布夏州立醫院出院。

然而，醫院方面顯然已經預料到他遲早會回來。在精神醫療領域，這種因去機構化政策導致病人反覆進出醫院的現象，被稱為「旋轉門效應」。

一九八六年十月，父親寄來我在他喪禮上唸的那封信：「不論環境多麼不利，永遠沒有理由放棄。」六個月內兩度住院並沒有打消他找工作的企圖，他仍舊努力掙脫「思覺失調症患者」之名。十月初，在他的敦促下，治療團隊把他最近寫的一些關於分析空間的文章轉給幾所當地的大學評估，結果也寫在他的病程紀錄裡：「不時就有人會質疑，拉亨梅爾先生的研究究竟是真材實料的學術論文，還是精神病思維下的產物。最近，一些本地大學的社會學教授已證實，他大部分的研究確實有學術價值。」父親寫信給我時，或許心中就想著這些同儕私底下的評論。無論他懷抱著怎樣的希望，教職卻始終沒有跟著正面的回饋而來。在跟評論他論文的教授面試時，他無法說服他們提供哪怕只是接待員或檔案管理員的兼職工作，更遑論教授之職。

查爾斯把面試結果告訴英格蘭德，對於自己的思緒不夠清晰，他似乎受到很大的挫折。英格蘭德懷疑，查爾斯害怕自己在面試時偶爾會表現出困惑的樣子。「查爾斯非常聰明，而且能言善道，他反應敏捷、聯想快速，但我認為有時他會覺得自己在溝通的方式上顯得不夠聰明。在我看來，他的記憶力和詞彙能力仍然保持良好，但這種疾病似乎影響了他組織思考的能力。對於他所意識到的認知困難，他歸因為藥物的作用或迫害者的行為，而非歸咎於思覺失調症本身。」

查爾斯繼續申請教職，同時進行獨立研究，不過反覆出現的壓力和失望不斷消耗著他。每週與英格蘭德會面時，他愈來愈在意思想控制，並變得更加焦躁和偏執。到了一九八七年四月，查爾斯控訴英格蘭德也加入這場陰謀，並拒絕再與他見面。英格蘭德打了好幾週的電話都無法聯繫上查爾斯，只好到家裡拜訪，但查爾斯拒絕開門。隔了一週，英格蘭德又再度上門。查爾斯開了門，但門鏈沒有解開。當英格蘭德試圖透過門縫伸手進去，查爾斯用肩膀猛地將門關上，差點夾到英格蘭德的手臂。十年後，當英格蘭德回憶起他們的最後一次碰面，臉上仍流露出失望與挫敗感。他說：「我想真正理解查爾斯，找到他內心最真實的樣子，但我辦不到。他的病症成了我們之間的阻礙。我非常尊重查爾斯，我視他為英雄人物。他獨自與病魔纏鬥，在這場注定敗北的戰役中，仍努力保有一份難能可貴的尊嚴和自我。」

隔天，查爾斯被警察逮捕，送回新罕布夏州立醫院。一個月後，他再度被釋出，並搬到新罕布夏州第一大城曼徹斯特，因為他認為那邊較容易找工作。查爾斯的案子被移轉給曼徹斯特的心理健康中心，他也被指派了新的治療小組。找工作的運氣一直不好，但他每天都寄出求職信件。

那年十二月，我十八歲，身為一個既困惑又悲慘的大學新鮮人，我試著適應宿舍生活的社會氛圍。那是父母離婚後，父親第二次沒有寄生日禮物給我。（第一次是住院的那十六個月。）想到他可能忘記我的生日，我哭了，忽然回想起這些年來他送過我的那些五花八門的生日禮物——比如一整套木製餐具、藝術百科全書、禿鷹形狀的檯燈、一只鑄鐵大水壺、一組繪圖筆；動物足跡田野指南、一本關於神話怪物的書籍，不由得心生感激。我整晚沒睡，不斷寫了又改，終於完成一封長信。這是一年多來我第一次寫信給他，我分享了大學生活的點滴，還告訴他我有多麼想念他。我也給了他一本高中時期的手寫詩集，其中還有一首與遊民有關，名為〈一〇四街和百老匯街口的拾荒女人〉。

生日隔天，我收到父親寄來的禮物——他最喜歡的書，《尤金・奧尼爾戲劇選集》。他終究沒有忘記我的生日。他給我的回信在隔週才寄到，在這封滿滿念舊情懷的信裡，他憶及自己的十八歲——威廉瑪麗學院，他跟女生交往、初識社會學，更不用說還有文學批評。

「你的詩作——我認為唯一不對味的是提到『蜜蜂』的那句，它讓你必須表明的事變得瑣碎！」他也表達了一個父親的關懷。「你在信中提到的幾件事，讓我感到憂心。像是『沒有太多好朋友』，我知道這聽起來有些老套，但經歷了各種苦難後，我明白必須接受人們的本來面貌，而不是按照你想要的方式去看待他們。多年來，我主要的問題之一，就是對人過於苛刻，卻忘了我們其實都有著相同的困擾。我不知道你指的『對環境感到不適』是什麼意思，但我在跟你一樣的年紀時，也經歷過同樣的事情。這種感覺會過去的！」

這是我們唯一真正積極通信的一年。一九八八年，我十八歲，父親四十五歲。那段時間裡，我們幾乎重建了前面八年失去的那段關係。自從父母離婚，我首度感受到魚雁往返的喜悅，但我無法抑制自己，不停地在每封信中尋找任何證據，試圖確認他是否仍然有症狀。然而，並沒有找到任何蛛絲馬跡。來來回回的信件宛如一種示愛，是一種真誠的嘗試，目的在重新找回我們的關係中曾經擁有的意義。我們專注於最好的時光，避免任何可能導致我們退縮的話題。

父親來信：「這是很長的一段日子，但即便我們已經分開這麼久，我對你的愛從來不曾削減。要說有什麼的話，就是我太沉溺於過去。對我來說，你依然是那個十一歲的男孩子，但你現在已經是個男人了。我們分開時，就好像有人掏出了我的心。我總是會憶起我們一起騎車、一起釣魚、帶喬吉散步、看電影、外出晚餐等等情景。我對過去的八年深感遺憾，但再多的後悔也無濟於事。如果我們持續通信，至少能夠一起維持父子之情。」

我回信：「我記得一起看怪獸電影、帶喬吉散步、抓螃蟹和釣魚、跟你在車庫一起做引體向上、一起策劃、一起尋寶。我必須誠實地說，這些記憶都很零散，但我的感覺很具體：你對我非常重要。我很在乎你一切都能順遂，也希望我們能一直保持書信往來。」

我和父親定期通信，一年後，一九八八年秋天，他讓我知道他找工作的情況，也告訴我分析空間的研究進度。我把同學和約會的事告訴他。我們會討論心理學和哲學，這既是我們共同的興趣，也是我打算主修的科目，我們甚至會互相推薦書籍：父親會介紹我閱讀一些我從未聽聞過的經典書目；我則介紹一些他不熟悉的新作者，畢竟他已經離開學術圈太久了。

然後是一九八九年一月，父親來電提到，他要到紐約參加他表哥喬爾的婚禮，問我想不想跟他見一面。我告訴他，我考慮一下。這麼久沒見，重聚的想法讓我感到出乎意料的焦慮。如果說父親對我的印象還停留在十一歲的兒子，那麼他在我心裡仍舊是個瘋顛的父親，會在佩勒姆家的答錄機留下令人厭惡又語帶威脅的訊息。這些記憶最先出現在腦海中，我坐下來寫了封信給他，第一次直言不諱問起他的疾病。我提起這個話題，是希望在我們重聚之前把一切說清楚。但實際上，我所問的卻是個既殘酷又天真的問題：你仍舊是個瘋子嗎？

父親回了封長信，從他妄想的視角，鉅細靡遺地描述過去十年發生在他身上的事，包括他在新罕布夏州立醫院住院一事。他寫道：「接下來我寫的內容必須絕對保密。我除了剛被送進醫院時，對他人說過這些事情之外，從未告訴過任何人。正因如此（以及我拒絕接受「治療」），我被關押了十六個月……」隨後是一份長達八頁的年表，記錄了整個陰謀計畫的不同階段。父親在信的開頭和結尾都否認自己有精神病，並責怪我把他的精神問題怪罪在他自己身上——即使過了十年，這些話依然深深刺痛著我。

最最親愛的納旦尼爾，

剛剛收到你的信。即使我真的是妄想型思覺失調症患者，雖說我根本不是，難道你不應該對我有一點憐憫心嗎？這種病是由醫療和社會因素造成的，根本不是我可以控制的，你怎麼能把責任推給病人……

……無論如何，我從來沒有妄想，也沒聽過什麼聲音，根本就沒有那回事。即使一切真的是我想像出來的，你怎麼能對自己的父親視而不見，這樣的冷血太過分了。我本來不該說這些話，我也被勸過不要說出口，但你聽起來像個自以為是的小屁孩，需要被狠狠教訓一頓。

愛你的父親

第一次讀到這些文字時，我十九歲——年輕的十九歲。我知道父親回信時帶著極大的苦楚，墨水被淚跡給暈開，但我只專注在文字本身，而不是它們被寫下時的情境。他說對了，我是個自以為是的屁孩，回信時，我用了唐突又草率的字眼，一句話就切斷所有的連結。我說：「我無法活在你的世界；你也沒辦法活在我的世界。」當時我不清楚，缺乏病識感正是這個疾病本身的特徵。我也沒意識到，提起他的診斷讓我站到了他所謂迫害者的那一邊。他相信那些人使盡各種手段，要逼他相信自己有病。而我問的那個問題，無意中凸顯了他無法實現自己一九八三年在語音信箱裡提到的目標，也就是他自費發行月訊的主要目的。他當時說：「我做這些是為了我兒子，這樣你們這些人就無法藉由操弄影像或篡改歷史來搬弄事實。」

現在只要想到當初決定與父親切斷聯繫，我就會憶起約翰．英格蘭德說過，我在父親生命中扮演的重要角色，「你們的父子關係讓他對人生感到希望，感到與人有所連結。我覺得如果你們斷了音訊，就像是切斷了他最後的生命線。」我毫不考慮對父親會帶來什麼後果，就切斷了那條生命線，直到驀然回首，看清自己做了什麼，才知幡然悔悟已晚。我應該明白，無論父親有什麼樣的妄想，他和所有人一樣，都需要穩定的社交關係。我應該問問自己，如果他無法跟自己的兒子互動來往，他還能倚靠誰呢？父親這邊依然持續寫信給我，斷斷續續告訴我他的生活，也表達希望我能夠重拾我們中斷的情感。雖然我轉身背對他，雖然他持續受苦，但他拒絕放棄我們的關係。

告別約翰．英格蘭德後，我直接開車到曼徹斯特的心理健康中心，造訪幾位曾經治療過父親的醫護人員。第三次從新罕布夏州立醫院出院，到一九八九年一月之間，父親換了好幾位個案管理師。由於工作不受重視，加上低薪，個案管理師很容易失去熱情，轉換跑道。我與父親斷絕聯繫的那段時間，他的個案由黛安．蒂查索接手。她個子嬌小，性格堅韌且直率。她很快地告訴我，儘管我需要時間適應這樣的會面，但這情況對她並不陌生，讓我瞬間放鬆了下來。這不是第一次有家庭成員在親人過世後來找她，想知道罹患精神疾病的親屬經歷了什麼事。聽了她的說法，讓我更加希望當初不要切斷和父親的聯繫。

一九八九年十一月，查爾斯失蹤了。他有兩次會面都缺席，蒂查索心生焦慮，打算前去家訪。到了查爾斯的住處後，她發現他的信箱塞滿多間大學寄來的拒絕信。她擔心他在未知會治療小組下就搬家了，只好打電話給克里弗。他說查爾斯曾在十月底打電話給他，提到「要去教海軍學習社會學」。蒂查索知道這不太可能是真的，只是源於妄想，查爾斯不知何時已經離開曼徹斯特，甚至離開新罕布夏州。或許他兌現了長年來一直掛在嘴邊的計畫：搬去加拿大。

然而，查爾斯告訴表哥的事並非妄想。一個月前，查爾斯費盡心力找尋教職，終於得到具體的回報。他在距離新罕布夏州幾千英里遠外，找到十年來第一個，也是唯一的教職。一九八九年十一月二十七日到一九九〇年一月十二日，查爾斯開了兩門心理學和兩門社會學，教授對象是導彈護衛艦「辛普森號」（USS Simpson）的海軍們；他們在「沙漠風暴行動[7]」期間執行護航任務，護送懸掛美國國旗和中立國旗的船隻穿越波斯灣。這個教職由位在德州基林的中央德州學院和美國海軍合聘，不難想像，為了尋找教師職位，查爾斯在過去十年間付出了多麼巨大的努力。

因為大學和研究所優異的成績，加上一九七〇年代的教學資歷，查爾斯才拿到這份工作。他將「人類行為分析、評估與設計顧問中心」列為工作經歷，填補了十年的履歷空白，並將其描述為一家擁有國際客戶的出版與顧問公司。他身為主管職有三萬元年薪，之所以需要找工作，是因為前一年把顧問公司賣掉了。查爾斯通過政府的安全許可，在一九八九年十一月二十五日飛到波斯灣。他的薪資是一堂課八百一十美元，合計三千兩百四十美元——代表他的收入增加了三成。

查爾斯在一月底回到曼徹斯特。他打電話給黛安・蒂查索，更新自己的近況。她致電美國海軍，原本預期不會有查爾斯・拉亨梅爾在「辛普森號」上執教的紀錄，結果讓她大吃一驚：他真的在那裡教了四門課，而且工作頗受好評。發病後第一次教書的壓力，加上從十月之後就中斷服藥，顯然都沒影響到他的表現，查爾斯很清楚這件事背後代表的意義。蒂查索在那段期間的病程紀錄上寫著：「查爾斯覺得，這次的海上教學證明了他的職業和社交生活都上了軌道，現在可以繼續找工作和賺錢了。」憑藉這個進展，查爾斯要求減少好度的服用劑量，並且獲准。雖然副作用必然存在，但醫療小組的目標是找到夠低的劑量，讓藥物的副作用降到最低，又不至於讓疾病復發。

自從被診斷出妄想型思覺失調症以來，一九八九年是查爾斯最好的一年，不只有學術成就，也是他思緒最清明的一年。這段相對穩定的期間讓他第一次，也是最後一次，有機會認識自己的疾病。病程紀錄提到，雖然他依舊否認妄想型思覺失調症的診斷，也不認為藥

7 波斯灣戰爭的行動代號。

物有什麼效果，但他承認自己有些認知障礙。「查爾斯覺得自己需要幫助，才能分辨現實與非現實的差異。他說他對於找出從理性跨到非理性的那條界線很感興趣，也提到關於自我和疾病的新視角，就是把妄想當成一種信仰。不過要他就這一點多做解釋時，他並未多詳述。」在東部州立醫院工作二十五年後，查爾斯再度表現出一種「想要發展對於精神疾病新觀點」的企圖。然而現在他既是研究者，也是被研究的對象，不只如此，他還賭上了自己的未來。

查爾斯的這番話引出了問題：把妄想重新定義為信仰，他能夠產生什麼新的視角呢？其中一個可能的解釋是這樣的：患有妄想型思覺失調症的人，通常很難被說服去接受自己的想法是妄想；換句話說，他們認為這些都是錯誤的信念。他們所經歷的一切，都透過自己疾病的透鏡來解釋，使他們相信自己的信念正確無誤。如果有人試圖證明這些信念是錯的，他們自然會用自己的經歷來反駁，好一點就說那些人無知，最糟的是陰謀詭計。（畢竟，他還能怎麼解釋對方無法理解對他來說顯而易見的事呢？）在這個過程中，他的妄想體系可能變得更加固著且無法改變。然而，如果可以鼓勵思覺失調症患者將自己的妄想視為信仰，而不涉及真假問題，那麼他們更容易接受，當其他人有不同的信念時，不必然就是某種陰謀。隨著時間推移，這甚至可能幫助他們放下自己的信念，轉而接受更能獲得社會認同的信仰。

將妄想重新定義為信念是一種容忍的練習，為了對有這類障礙的人產生持久且有益的效果，這種容忍必須擴展到與他們接觸的人身上。公眾需要學會更加容忍與思覺失調症相關的觀念和行為偏差，這就像我們從小就被教導要尊重不同的宗教信仰和做法一樣。當我與父親斷絕聯繫時，我表現的正是這種「缺乏容忍」。爭辯我們兩人的世界觀有衝突，因此我和他沒什麼好聊的，這是將偏見偽裝成邏輯；沒有人不是天天與那些跟自己信念不合的人相處。對思覺失調症患者的思想體系容忍度愈大，就愈能減低他們的壓力，讓他們更自在活在我們的世界，同時努力弄清楚他們的世界。而不是讓他們感受到愈來愈強烈的孤立感，像是被排除在外。

查爾斯努力讓生活重新回到正軌，他對自己的怪異思想有了新的視角後，也讓他與這個社會和平共處。但是，他也知道自己的時間可能所剩不多。一九九一年七月的病程紀錄寫道：「拉亨梅爾先生近日完成體檢，發現他可能有輕微的心臟病而不自知。」十年來，為了因應他的精神疾病，長期的壓力定然影響了他的健康。思覺失調症患者的生活方式通常都不正常，也對他的健康造成了一定的負面作用。

例如，有非常多的思覺失調症患者是老菸槍，查爾斯也不例外。根據蒂查索的說法，他的菸癮比她其他的個案來得重——他的雙手沾染了洗不掉的尼古丁黃色汙漬。百分之七十五至九十的思覺失調症患者有抽菸的習慣，這個比例是正常人的三倍之多。有證據顯示，抽菸能夠減緩思覺失調症的某些徵候，所以可以說是一種自我藥療。（也有證據指出，尼古丁會干擾精神疾病藥物的療效。）一旦對尼古丁上癮，思覺失調症患者比一般人更難戒菸，因為減少尼古丁會讓他們的症狀暫時惡化，這使得他們更容易罹患與抽菸有關的疾病，像是心臟病、肺癌和肺氣腫。

一九九一年聖誕節，可能是想到自己身體不佳，父親寫了封信給我，重新提起我決定中斷聯繫的事情，並說出了以下的話：「可以證明，將他人完全排除在外，讓自己繼續存在，這樣的決定不會帶來理解，反而會削弱認知，而且最終會造成一種矛盾。因為它也將自己排除在外。」我爸渴望有機會重建我們的關係，這樣的渴望甚至強烈到，他試圖用「分析空間」來證明這樣的關係在邏輯上是必要的。父親去世後，再次閱讀他的信，我才意識到他是對的：無論邏輯是否成立，我將他排除在外，最終也是在排除自己。因為這不僅摧毀了我作為他兒子的身分，也讓我無法擺脫內心的罪疚感，從而無法再以其他方式來定義自己。

體檢過後幾個月，查爾斯開始出現非自主的扭曲動作，一般稱為遲發性運動障礙。連續幾次嘗試減少藥物劑量後，一九九二年春天，治療小組發現藥量減得過頭了。他的妄想復發，並且重新主導了他的生活。查爾斯不斷寫信給小組，責怪他們參與大幅度強化的思想控制。在好幾封寫給法定監護人抗議監護權的信件中，查爾斯在第一封信記錄了一切開始的日子。他寫道：「如你所知，自一九九二年一月十五日以來，迫害者再度出現，主要以車輛騷擾的形式，包括曼徹斯特的警察在內。」寫給蒂查索的信中，他宣稱拒絕參加未來每週的會面，也不願再服用任何藥物，並且試圖推翻所有曾經流露出對自己理智狀態有所懷疑的言論。「我認為過去所有關於我心理穩定性的評價，無論是如何記錄進我的病歷，都是在我被迫的情況下完成的。」顯然，他的這番話也跟他將妄想重新定義為信仰的這個新觀點有關，這是他重新看待自己病情的一種方式。

查爾斯再次打心底堅信，他的挑戰就是在面對迫害者們的聯手努力中，捍衛自己的理智，避免被標籤為「瘋子」。他不再致力於發展精神疾病的新觀點，分析空間的獨立研究也被喊停。一九八三年以來，查爾斯第一次火力全開，控訴思想控制。他再次將僅有的錢花在寄送大量信件上，試圖讓世界看到他所遭受的不公平的實驗。由於資源有限，他寄出的不再是獨立的自費出版刊物，而是將他寫給個別共謀者的信件加以複印，再簡單地用訂書針裝訂起來。

我在一九九二年也收到這些影印信件，但我沒有全部看完。第一次把整個內容讀完，是我在曼徹斯特心理健康中心再度看到這個包裹時，也就是造訪蒂查索之後。我驚訝地發現，在寫給美國總統和《紐約時報》編輯的信件間，有一封寫給我的信，但我在一九九二年沒有看到這封信。信件的開頭清楚表明，在父親心中，我終於成了共謀者的一員。既然他不知道自己生病，他還能怎麼解釋兒子頑固地拒絕與他聯繫的事？「納旦尼爾，你知道我之前寫給你的那些話，關於我那十一年來的折磨，都是事實。從我附上的資料可以看出，這份工作每個月都在加強力道。也許，親愛的朋友，你能從這些挑戰中學到什麼，並把你的技藝磨練得更加完美。」

在那封信的正文，以及信件包裡的其他幾封信中，父親持續分析「思想控制」的運作，列舉那些迫害他的人是怎麼藉著掌握他的想法和過去，設法讓他相信自己精神出了問題。第一次，也是唯一一次，他提到他母親在他們的陰謀中扮演的角色，鉅細靡遺地描述他們想要讓他以為自己跟她一樣。「我母親那種『將事情藏在心裡，卻又在暴怒時爆發』的傾向，這些年來一直被貼上『偏執狂』的標籤。『你媽就要死了』這句話變成公開喊出來的口號，背後其實是一場有系統的行動，他們說我繼承了她的『魔障』，所以要把我體內的那一切徹底驅除。過去三個月來，他們甚至用技術手段將她的聲音模擬進入我的腦中，這是整個科技改造過程的高潮。」

最終，曼徹斯特心理健康中心裡，那堆被人遺忘的檔案回答了我從第一次造訪伯靈頓後就有的疑問：「為什麼父親在伯靈頓街頭流離失所時，會聽到已經死了二十年的祖母的聲音？」從父親的視角，他的迫害者為了擊垮他，為了讓他接受思覺失調的診斷，因此將他母親的聲音植入他的腦中。一九九三年，在伯靈頓的路尼思餐廳裡，他並不是被母親的鬼魂纏身，而是十多年來一直遭受思想控制的陰謀與折磨所致。

如果單從父親的妄想體系來看，他聽到祖母的聲音並不奇怪，而且也不是毫無原因。畢竟，他的母親對他的人生影響深遠。然而，這並非她在父親的妄想中扮演如此重要角色的根本原因。父親堅信自己並未生病，但卻被診斷出患有思覺失調症。而矛盾的是，早在二十年前他就曾預測過，自己會因為母親的養育方式而罹患這種疾病。為了能解釋這個矛盾，他的妄想體系選擇將病因歸咎於母親的影響，而不是承認自己真的有精神疾病。

根據查爾斯來信的內容，加上治療團隊多次嘗試說服他返回心理健康中心卻都徒然無功，團隊在一九九二年十月二十二日決定撤銷他的有條件出院，打算將他送回新罕布夏州立醫院。然而，當他們在警方的陪同下前往他的公寓，才發現他早已預料到這個結果，在月初便已搬離，沒有留下任何聯絡方式。查爾斯下定決心，絕不讓自己第四次被送回州立醫院。在新罕布夏州居住了十年後，他深深認同該州的座右銘——新罕布夏州的每個車牌上，都寫著這麼一句話：「不自由，毋寧死。」

# 第三部

**當我詢問查爾斯是否認為自己精神有異，他承認自己確實有病，還說「熱愛生命和人性」就是他的病。**

——摘錄自父親在佛蒙特州立醫院進行的精神評估報告，一九九四年二月

第八章——

# 異鄉人

父親成了市集廣場上熟悉的身影。他能與人交談的機會，就是在長椅上與陌生人比鄰而坐，或者在難得的時刻，有人主動在他身旁坐下。只有這時，現實世界的聲音才能與他腦海中不斷嘶吼的聲音相抗衡。

一九九七年一月，手中握著我和父親昔日拍的舊照片，我重返佛蒙特州伯靈頓市。灰陰陰的寒冬裡，站在教堂街上，我想起第一次造訪伯靈頓時，心中許多草率的想法。其中之一，是我認真考慮要蓄鬍、要搬到這裡，體驗遊民的生活。這似乎是理解父親如何在街頭求生最好的方法，直到我意識到，那樣做無異於把受虐傾向和研究混為一談。我沿著教堂街，走向街尾那座白色尖塔的教堂，回想起那個半途而廢的計畫，心中的尷尬揮之不去。為了讓一切有個終結，我刻意回到一年前曾坐過的那張長椅上，望向路尼思餐廳，心想是否會看到接管我父親位子的人——喝著啤酒，吃著雞蛋，一邊看著我，一邊等著我望向他。我看著顧客們的側影——有獨自一人的，有情侶，有家庭——但沒有人看起來像流浪漢。

我以自己的身分回到伯靈頓，一個試圖了解父親生命弧線的兒子。此行的目的，是為了跟少數見證父親從社會中徹底疏離、最終流落街頭的人交談。我想到，四年前父親可能就坐在這些長椅上，以流浪漢之姿，看著同樣的行人經過。我開始從他的視角去看伯靈頓。市集廣場就像是被搬到佛蒙特州的殖民時期威廉斯堡，一個精心打造的舞台布景，看似一座樸實的二十世紀末城市，實則由演員精心編排動作與對話，意圖評論並操控我父親心底的想法。諷刺的是，導致他幾乎與世隔絕的這個病症，同時也讓他深信自己是某場涉及數萬人的社會實驗的核心人物。儘管並非自願參與這場實驗，陰謀者也不會承認它的存在，這些必然令父親備受折磨。但他仍抱持一絲希望，相信只要能說服迫害者結束這場實驗，一切或許還能瞬間逆轉，他也能回到過去的生活。

我整天在市集廣場走來走去，向商店老闆和店員出示父親的照片，詢問他們是否見過照片中的人。雖然我清楚知道，我爸住在伯靈頓時，應該與照片中的模樣相去甚遠。答案幾乎千篇一律：「可能吧！他看起來很面熟，但我也說不準。」伯靈頓有許多無家者，但沒有人知道他們的名字或生平，只知道他們又髒又臭，而且舉措怪異。他們是禍害，是市集廣場的毒瘤。對於這樣的想法，我無可抱怨。如果連我在父親狀況較好時，都因為他的言行感到困惑和害怕，對他和他的痛苦視而不見，那我又怎能責怪別人的冷漠？畢竟，他們不需要理解思覺失調症，也不必明白那些無家可歸的遊民曾經也有跟多數人相似的人生。

那個黃昏，我走到教堂街一八七號，有四十個床位的街友緊急庇護所「衛站」就在市集廣場往南幾條街廓。我在它開門前幾分鐘到達，想要在這裡過夜的伯靈頓街友們已經在排隊。我把父親的照片拿給其中幾個人看，但他們的反應和那些人生較幸運因而不必暫棲於此的人並無二致。我對父親的描述，讓他們想到幾年前曾經在庇護所停留過的某個人，但遊民來來去去，沒有人真的確定。除此之外別無訊息。隊伍愈排愈長，從大門一路延伸到路邊。我身在其中顯得格格不入，像是一條由苦難與不幸串聯而成的鎖鏈中，唯一錯位的環節。等待的時候，我反覆回想在曼徹斯特心理健康中心讀到的檔案內容，試圖拼湊出父親是如何走到無家可歸這一步田地。

一九九二年十月，抵達伯靈頓後，查爾斯以每月三百二十五美元租下一間小型獨立套房，位於一棟合租公寓裡。他竭盡所能不讓治療小組找到他，不僅不讓曼徹斯特的任何人知道他的行蹤，甚至連郵局也沒有留下轉寄地址，放棄收到大學回覆求職信的機會。查爾斯與曼徹斯特唯一的聯繫只剩下社會安全局，他給了他們新的地址，這樣才能繼續收到每個月六百零四美元的社會安全生活補助金支票。他的另外一筆收入，是在杭特教書幾年的退休金，每個月兩百二十五美元會直接匯入他在伯靈頓霍華德銀行新開立的帳戶。

查爾斯低估了治療小組的能耐。他們從社會安全局得知查爾斯已經搬到伯靈頓，他的法定監護人做了件出乎意料、也非正規的事：向社會安全局申請成為「查爾斯的受款代理人」，並且獲准。這表示查爾斯的補助金——這是他當時收入的百分之六十三——將改寄到公立監護人的辦公室，他們再以查爾斯的名義代為保管。按照法院的授權規定，查爾斯的監護人並沒有限制查爾斯財務的權力，為了足以代表查爾斯，他將監護權延展到財務方面，如此便能不經法院同意就控制查爾斯的收入。他的目標是利用受款代理人的身分，說服查爾斯回到曼徹斯特，畢竟他曾與那邊的精神健康機構建立過關係，或者，讓他同意與伯靈頓的社會工作者見面，並重新開始服藥。

如果查爾斯低估了法定監護人的決心，那麼，法定監護人對於查爾斯在精神疾病的控制下還能夠有多少獨立思考和行動的能力，則顯然是高估了。過去十一年，他在面對迫害時從未妥協過，這次也不會輕易屈服。監護人的舉動讓查爾斯更加堅信，早先的治療團隊也參與了他拚命想逃脫的那場「實驗」。可想而知，查爾斯會如何解讀這一切：他認為迫害者是在懲罰他成功逃脫囚徒的命運。他們藉由扣押他的社會安全保險福利，想讓自由變得不再具有吸引力，讓他更願意選擇被監禁。對查爾斯來說，唯一的挑戰就是拒絕屈服，無論這場「實驗」如何升級，他都要守住自己的自由。

查爾斯知道他必須立刻拿回補助金，否則就會被房東驅逐。他開始寫信向新罕布夏州的法院提出抗議，挑戰監護權的問題。同時，他也寫了較為冷靜的信件給監護人，告訴對方他正在尋找當地的工作，並請求轉交他的安全生活補助金。然而，監護人堅決不釋出任何補助金，除非查爾斯同意接受治療才會放行。他聽信了長期以來的傳聞，誤以為查爾斯除了社會安全生活補助金外，還有其他穩定的收入來源，因而判斷即使沒有這筆錢，查爾斯也能維持基本的生活開銷。

查爾斯一邊等候遺囑檢驗法院的回音，一邊加倍努力找工作，希望減少自己對於社會福利的依賴。為了爭取機會，他決定孤注一擲，拿出僅剩的資源和兩百美元，大量投遞履歷和研究摘要給新英格蘭地區的多所大學與企業。查爾斯勉強在希克街十六號待了一整個冬天，但到了三月，他的法定監護人仍未將支票轉寄給他，工作也沒有任何下落。查爾斯的房租不斷遲繳，情況愈來愈不樂觀，他的外貌和行為也變得更加怪異。他不再維持個人衛生，鄰居抱怨他在房間狂吼幾個鐘頭，也懷疑查爾斯翻看他們的信件，還從面街的窗戶瞪著他們，讓他們很不舒服。簡而言之，他又開始出現七年前在曼徹斯特的那些行為。最後，一九九三年三月十七日，查爾斯被逐出希克街十六號——身無分文，但滿腦子的妄想。他從相對穩定的生活跌落至無家可歸的境地，速度之快，正顯示出這些年來，他始終在崩潰的邊緣苦撐。

七點一到，庇護所「衛站」的大門開了。我跟著其他人一起步入，並向主任自我介紹，他正忙著登記當晚的入住者。這位主任大約四十多歲，留著鬍子，臉上刻滿風霜，聲音低沉沙啞，帶著一種長年歷經滄桑、見盡自己與他人辛酸後才磨練出的苦澀幽默感。安排好當晚的收容人後，我們走進他狹小的辦公室，幾盞裸露的日光燈投下蒼白的光，照也照不亮整個空間。他告訴我，要進入「衛站」接受庇護，需符合幾個條件：必須無家可歸，必須尊重工作人員和其他的寄宿者；他們還要維持自身清潔，並且表現出願意主動改善當前處遇的決心。住客一年至多可以在庇護所待九十天，也可以用「衛站」作為他們永久的郵寄地址，我想這點讓父親有了微薄的希望，在寄出大量信件後，他仍有機會可以找到工作

——這是避免淪落街頭的最後一線希望。

查閱紀錄後，主任告訴我，查爾斯第一次到「衛站」是一九九三年三月十七日，也就是他被踢出公寓的那一天。在他的印象中，查爾斯完全不因造化的變化而有一絲困窘，反而態度挑釁、好辯，「有一點棘手」。他的「棘手」很快就表現出來了，最明顯的是他拒絕改善衛生習慣。衛生條件差是許多思覺失調症患者共通的問題，與他們的生活條件無關。這是思覺失調症的特徵——行為嚴重混亂，而且無法自我控制。維持衛生習慣是庇護所的要求之一，這一點完全合理，但這也讓思覺失調症患者的處境即便在遊民庇護所也相當不利。

一九九三年春夏之間，查爾斯不太常睡在庇護所內，因此他個人的清潔問題還未威脅到他的入住資格。有次主任問他，不在「衛站」過夜時都睡在哪裡，查爾斯告訴他自己待在「地下鐵」，還解釋說他要將九十天的額度多留一點下來，待冬天再用，以防入冬後他仍然無家可歸。然而查爾斯的挑釁態度，加上無法配合工作人員的要求，都不利於他留在庇護所。

我們聊完後，主任提到當晚住在「衛站」的遊民中，可能有人還記得我父親。當我走進就寢區，感到一絲侷促不安。方形空間內燈光刺眼，二十張上下鋪整齊排列，每張床的側面都工整地印著兩個號碼。四十名男子的赤裸狀態各不相同——那些遊民脫去他們的「制服」，逐漸顯露出個體的模樣。床鋪本身傳達了住客獨特的個性，多數的床都有裝飾，許多物品顯然是別人的垃圾——骯髒的填充玩具、成堆的泡水書籍或過期雜誌、缺了角的菸灰缸和破掉的馬克杯。我向二十二床的遊民自我介紹，這位蓄鬍遊民大約四十出頭，看起來像是佛蒙特州的伐木工人。

握手之後，他對我父親的死表示哀悼，我們決定走到外面去，免得打擾其他住客。天氣非常寒冷，頭頂是明亮的星空。他告訴我，當晚的低溫預估只有攝氏零下十六度。他說有件事特別想要告訴我：「你父親當時的狀況已經徹底失控，作為一個人，我無法承受親眼目睹這一切。我無法眼睜睜看著他徹底沉淪。我想讓你知道，我當時根本不知道你的存在。如果我早知道，我一定會毫不猶豫地打電話聯繫你。」

這名街友應該以為我對父親的處遇毫無所悉，我沒有告訴他，父親流離失所前五個月還寫了最後一封信給我，遮遮掩掩地要求我提供經濟協助。那封信的語氣顯示出，父親對於依賴我沒有抱持太大的希望。「當前急需：三百二十五元。嘗試籌集二十五萬元的可能性。正在設法尋找從澳洲到沙烏地阿拉伯的工作機會或資金來源。」類似的要求在克里弗身上曾經奏效。「克里弗投資了三百美金，我的前房東則是一千五百美元。」新罕布夏州房東

「投資」的一千五百美元，其實是父親離開該州時拖欠的房租。至於我，我沒能在那疏遠的聲調中看出他的絕望，也忽略了父親的懇求。

收到那封信四年後的今天，我在教堂街上，詢問另一名伯靈頓街友，請他聊聊第一次見到父親的情況。他記得非常清楚，那是一九九三年四月，某個氣候宜人的日子，他坐在市政廳公園中央噴泉旁的長椅上。整個公園空空蕩蕩，只有一個高瘦邋遢的陌生人，正沿著斜向的小徑慢慢朝他走來。陌生人穿著一件骯髒的藍色運動外套，白色牛津衫，長褲很髒，但鞋子卻十分得體。他的頭髮又長又亂，鬍鬚也沒有刮。公園裡有好幾張沒有人坐的長椅，如果他想要獨處，他大可以選擇任何一張。但他的步伐沒有中斷，一路走到這名街友身旁然後坐下，顯然想要有人陪伴。他沒有自我介紹就開始急切且憤怒地，概述中情局、聯邦調查局、美國電話電報公司、空軍和他的房東都涉入的一場大陰謀。「我第一次見到查爾斯時，他確實舉止怪異，但他一開口我就發現，這個人讀過書，有內涵而且能言善道。然後他好像進入一個——我不知道是不是所謂妄想或什麼的，接著又回過神來，繼續和我說話。他認為人們一直在監視他，想要抓住他，對他做點什麼他反對的事。」

這名街友已經流浪好幾年，他熟知妄想型思覺失調症的癥候。他提到，伯靈頓的許多遊民都表現出類似父親這樣的妄想。「我老早就聽過這些了。我坐在那裡搖著頭回應他。『是啊，沒錯，中情局或聯邦調查局或國稅局，還有很多單位。』我會按照他的說法去理解他，有時甚至覺得他說的或許有幾分道理。但我還是會對他說：『你得按照正常程序來，去找那些能幫助你的人，一起把事情理清楚。』但他完全聽不進去。」

一九九三年春天，儘管彼此的想法不同，這名街友和查爾斯還是慢慢建立起謹慎的友誼。查爾斯偶爾會在市政廳公園或市集廣場跟他並肩坐在長椅上，談論那些毀掉他人生的陰謀。伯靈頓的城鎮不大，他時常在查爾斯陷入妄想獨白的間隙，看到他在鎮上四處遊蕩。在某些方面，查爾斯的生活幾乎沒有變化。他的日常依舊受到對秩序的需求及對社交的渴望所主導。早晨他經常走到弗萊契自由圖書館，在教堂街往東一個街廓的學院街上，在那裡閱讀《伯靈頓自由新聞》和《紐約時報》。雖然環境不容他繼續尋找工作，但他還是持續寫作，經常在活頁本上振筆疾書——很可能仍在撰寫對「思想控制」的控訴，這是他停藥後再次投入的課題。不過，他從未向任何人展示自己在寫些什麼。下午和黃昏的大半時光，他會在市集廣場的餐廳間閒晃，咖啡一杯接著一杯，香菸也不曾離手，看著伯靈頓居民在他面前來來去去。夜裡，他會坐在教堂街的某張椅子上，不在乎寒冷——儘管四月的伯靈頓在入夜後的平均低溫僅攝氏一度；也不在乎偶爾經過的路人，就這樣斷斷續續地睡覺。

極力應對自身困境的壓力，以及思想控制捲土重來的折磨，讓查爾斯的飲酒量比以往任何時候都來得更凶。一個「衛站」的前住客就曾告訴這名街友，他在查爾斯被趕出公寓前去探訪過他，「你得用力推開房門才能進去，因為裡頭堆滿了一夸脫一夸脫的啤酒罐。」這名街友並不驚訝，他認識的多數遊民都酗酒，不論是否罹患思覺失調症，喝酒才能讓人生變得比較能夠忍受。每個月初，查爾斯收到退休金的支票時，他會在餐廳關門後，去當地的酒吧。然而入夏後，他的衛生習慣愈來愈差，自言自語的癖性也讓酒吧不得不拒絕接待他，迫使他只能偷偷在街上喝啤酒。

春夏之際，我爸成了市集廣場上熟悉的身影。除了跟視他為「怪咖」或「瘋子」的調酒師和女侍者偶爾說上幾句話，他唯一能與人交談的機會，就是在長椅上與陌生人比鄰而坐，或者在難得的時刻，有人主動在他身旁坐下。只有這時，現實世界的聲音才能與他腦海中不斷嘶吼的聲音相抗衡。

我知道與這名街友間的簡短對話，對父親有多麼重要。我問他，既然父親一直在談中情局和聯邦調查局，他為什麼還願意跟父親相處？「我們總是有需要人作伴的時候，你懂嗎？也許我當時並沒有完全專心聽他說話，但我能感覺到，感受到我的存在對他有幫助。我希望這對他有幫助。例如，我記得夏日的某一天，我坐在他旁邊，他告訴我，當天是他的五十歲生日。我們在長椅上坐了一陣子。我想，我不會希望自己的五十歲生日孤孤單單一個人。」這名街友比我更明白，思覺失調症患者最需要穩定的社交機會。

和這位街友握手道別、目送他走進「衛站」的大門後，我在街上思索著，父親會覺得他的這位朋友在這場「實驗」中扮演什麼角色？他是否讓父親想起了多年前，我們在時代廣場與另一名流浪漢相遇的情況？或許他已經不記得那天的事，但如果他記得，或許會認為，迫害他的人特意安排這名街友出現，好提醒父親當年那次注定的相遇，以及在那之後他所失去的一切。又或者，他會覺得迫害者們根本不屑利用這名流浪漢，認為他太過無足輕重。我忽然想到，那名街友曾跟我說，他會在鎮上的建築工地找臨時工，而這正好符合父親三十年前描述過的「無牙人」——那些在緬因州德克斯特打零工、領日薪的勞工。父親或許會認為，迫害者們挖出他對德克斯特的記憶，刻意安排這場邂逅，提醒他不要過於浪漫化「邊緣人」的角色。有一點是確定的：在我試圖梳理這些可能性時，父親也會受到他那偏執的「思想控制」觀念所驅使，陷入同樣的猜測。而這樣的猜測意味著，即便身邊有朋友，他依然孤立無援，必須時刻保持警惕。

九月的伯靈頓氣溫宜人，高溫平均攝氏二十度，低溫約九度。父親還能坐在市集廣場和市政廳公園的長椅上，希望他曾經居住過的世界偶爾會有人過來，坐在他身旁，一起沐浴在美好的天光裡。的確有這樣的人。我在《伯靈頓自由新聞》刊登廣告，希望尋找可能認識父親的人，傑森．鮑爾曼回應了這則「尋人啟事」。我們約好在他跟父親相遇的公園長椅碰面，離教堂街的路尼思餐廳不遠。二十六歲的傑森是佛蒙特大學英語系的學生，他讓我稍稍想起父親過世前一年的自己——充滿自信、聰慧，而且浪漫，對於文字書寫和觀念探究有著無可救藥的執念。

一九九三年九月的某個下午，查爾斯坐在教堂街的長椅上。他看到傑森邊走路邊點菸，就跟他要了一根。幾個星期過去，在向他要了好幾根菸後，傑森坐在查爾斯身旁，這是他們第一次談話。「他自言自語時非常激動，雖然內容多半荒誕不經，不過他受過教育而且非常聰明，這一點倒是很明確。他講了一堆數字、一堆與人有關的內容，有句話深深印在我的腦海裡。他說：『重要的事情只會發生在早上九點和晚上九點。』」

等到下次查爾斯又來討菸，傑森提議一樁買賣：一根菸，交換一個解釋。查爾斯回道：「這事你之後再來問我吧。」然後從傑森手中拿走香菸，沿著教堂街走去。在那樣的處境下，查爾斯還端起架子，讓傑森感到有些違和，甚至帶著一股滑稽。幾天後，傑森看到查爾斯坐在市集廣場的長椅上，又問了他一次。「他的回答與機率法則有關。他說，這就像海邊沙灘上的鵝卵石，石頭數量的多寡與『為何重要的事情總是在早上九點和晚上九點發生』有關。這對我來說毫無道理，但對他而言似乎完全說得通。」

那次對話後，查爾斯和傑森開始建立一種淡淡的情誼。傑森很快就發現，查爾斯並不認為自己是個在街頭掙扎求生的流浪漢，他覺得自己的人生有其目的。他提到「重要事情發生的時間」，他看著路人經過的樣子，偶爾會提到他的「研究」，這些都讓傑森留下一種印象：查爾斯正試圖搞清楚自己為什麼會落到這步田地。

不久後，查爾斯比較信任傑森，也不再那麼提防他，便開始分享自己的想法。他把曾經跟遊民朋友提過的陰謀告訴傑森，甚至時不時指著經過的某個路人，說他在陰謀中扮演什麼樣的角色。傑森不曾與他爭辯或質疑他的妄想言論，且還樂於傾聽，事實上，他即是在按照查爾斯的原則，將妄想重新定義為信念。或許是因為感受到這一點，查爾斯在陰謀論之外，也跟傑森提到一點自己的人生和背景。「他告訴我自己曾經是一名教授，說他教社會學。他說他在酒吧學到的，比在課堂上學的還要多。」

季節嬗遞，讓這位教授變成的遊民，和學生間建立起的緊密聯繫產生變化。十月的伯靈頓氣溫下降五、六度，平均高溫只剩攝氏十四度，低溫則僅四度。十月帶走廣場上的行人，就像它掃落樹葉一樣徹底。隨著天候變冷，花一兩個小時坐在長椅上已不再是愉快的事。

春夏時節查爾斯還能勉強住在街頭、維持穩定，入秋後的生活則有了巨大的改變，也愈來愈少人可以交談。連著幾個月食不果腹讓他體重大幅減輕，而且嚴重營養不良。他又髒又臭，幾乎沒有任何一家餐廳願意接待他，這表示大多數時間他只能待在寒冷的街頭。曾有那麼一瞬間，很可能就在某個公園長椅上，他頭一次意識到，這條街或許會要了他的命。

傑森和我父親最後一次交談是在十月中旬，那天氣溫頗低。我和傑森坐在教堂街，我能看出他欲言又止的掙扎，他不確定接下來說的話會讓我有什麼反應。在那個特別的日子裡，我父親沿街走來的速度比平常更快，似乎非常激動。傑森第一次感覺到自己怕他。他走到傑森面前，直挺挺地站著，並以憤怒的語氣宣布，「我正在寫一本書。」傑森問他是什麼意思，他解釋：「我在腦袋裡寫一本書。我站在這裡，就正在寫這本書。」然後父親開始引用他正在寫的書的內容，「這些公園裡的無賴漢，他們偷了一個男人的帽子。帽子是他唯一可以取暖的東西。他們並不需要帽子。」傑森十分明白，父親說的男人正是他自己，而所謂的「書」則是他受迫害的紀錄。

父親坐下來，唐突地改變話題。他第一次詢問傑森叫什麼名字、今年幾歲，傑森回答後，父親主動道出自己有個兒子。這是傑森首度聽說我的存在。這個說法讓他嚇了一跳，他很難想像眼前這位蓬頭垢面、整天坐在教堂街長椅上的流浪漢，竟是某個人的父親。

知道那年秋天父親還記得我，讓我既欣慰又害怕。他一年前寫給我的最後一封信，跟我暗示需要錢的那封，堆在某個抽屜裡，我早就忘了。父親接下來說的話讓我們兩個人都嚇到了。「我兒子有個朋友叫傑森，我兒子倒下了，而他的朋友還站著。當你殺掉一個，就得把兩個都殺了。」傑森不知道父親到底在說什麼，也不真的認為他殺了誰，但他覺得這天跟流浪漢相處的時間夠多了。離開前，傑森出於一時衝動，給了他一本自己正在閱讀的書：赫曼・赫塞的《彷徨少年時》。

傑森把故事講完了，我無言以對。聽到父親提到要殺了我，我害怕的程度猶如傑森聽到他要殺了傑森一樣。傑森和我暫停討論，兩人看著市集廣場的眾生。幾分鐘後，一個遊民經過我們面前，距離近到能聞到他身上的臭味。話題又回到我父親身上，我問傑森那次碰面後，他們之間發生了什麼事。父親自那時起開始保持距離，每回在市集廣場見到傑森，就只是點頭打個招呼，但不曾再和他攀談，甚至也不曾再討過菸。對於他的退縮，傑森既感到鬆了口氣，卻也充滿困惑。他們的友誼在謎團中展開，又在另一個謎團中畫下句點，短短三個月，如同一場未解的寓言。

因為熟知父親的妄想思維，我大概能猜到發生了什麼事。他本就因帽子被偷而心煩不已，當傑森問起他腦海中那本正在撰寫的書時，父親當場得做出判斷——傑森是否已經知道這本書的存在？他是不是被「設定」來問這個問題，好讓父親明白那些迫害他的人早已掌握他的想法？又或者，他只是單純的好奇？傑森把名字告訴他，又洩露自己與我年齡相仿時，父親心中有了答案。孩提時在佩勒姆，我有個一起踢球的同班同學傑森，他就住在我們那個街區。在父親的陰謀、替代者和精心設計場景的世界中，沒有所謂的巧合；他不得不認為傑森是有意取代我，他的迫害者精心策劃了他們的交易。我猜測父親是故意嚇唬傑森，因為他發現無法把傑森當成朋友。很少有什麼事，比一個蓬頭垢面的瘋子若無其事地談論殺死自己的兒子更令人毛骨悚然。

推測父親對傑森在實驗中扮演的角色時，我回想起在時代廣場遇到的流浪漢，接著又想到父親淪落街頭時，聽到了他母親的聲音。我開始看出其中的端倪，逐漸理解這場實驗在父親淪落街頭時，對他而言究竟意味著什麼。過去的種種，正大舉回到教堂街，糾纏著我的父親。聽到他母親的聲音只是這大型計畫的其中一部分。父親生命中的重要人物，彷彿換了角色再次出現，專門戳中他對自身精神狀態的不安，也讓他深刻意識到，為了維持自由，他究竟付出了多少代價。他的回應依舊是以書寫抗議，控訴自己遭受的不公對待。然而，他手邊已無紙筆，只能寄望於「思想控制」中那神祕的讀心能力，讓他的聲音抵達應當聆聽的人耳中。

一九九三年秋天，父親的一位舊識出現在市集廣場——不是替代者，而是他發病前認識的真實人物：約翰．伯查德博士。博士從一九七〇年起在佛蒙特大學教授心理學，在此之前，他任教於北卡羅萊納大學教堂山分校，同時在北卡羅萊納州巴特納附近的約翰．烏姆斯特醫院內，執掌專為智能障礙者設立的實驗單位「穆鐸中心」。一九六六年，父親還是教堂山分校的社會學研究生時，曾在穆鐸中心伯查德博士的手下工作。我在一九九六年造訪教堂山時得知，父親流落伯靈頓街頭時，伯查德博士正好也在當地任教。我來到伯靈頓後，與他約在佛蒙特大學的辦公室見面。我們兩人都很驚訝，二十七年後，他和父親的足跡竟曾在教堂街交會，雖然伯查德博士完全沒認出眼前的流浪漢曾在他手下工作。

不過，教堂街上的流浪漢查爾斯倒是認出了他的前主管——那一刻他抱持希望，認為伯查德博士突然出現，可能足以改變他的命運。十月初的某個下午，伯查德博士在學校信箱收到查爾斯親自送來的信件，用的是伯靈頓麗笙飯店的信箋。查爾斯在信中提到教堂山的過往，也詳細描述他後來的學術成就。他還提到自己現在的工作，不過用了最常見的詞「獨立研究」含糊帶過。他說自己在前往加拿大的路上，路過伯靈頓。伯查德博士回想，那封信一點也沒有不尋常的地方：沒有偏執或妄想字句，也沒有任何求助的訊息。唯一讓伯查德博士當下覺得奇怪的是，查爾斯沒有提供地址或電話號碼等聯絡資訊，只有信頭印著「麗笙飯店」的字樣。

查爾斯的處境可以說是左右為難，如果伯查德博士不是他的迫害者派來的，他出現在市集廣場純屬巧合，那麼他帶來的就是一個意外的好機會，因為博士的獨特地位可以幫助查爾斯重回學術界。既然不是只想喝杯咖啡敘舊而已，查爾斯知道自己不能讓博士看到他當下的狀況，只好用麗笙飯店的信箋，並說自己只是路過。這封信箋或許能讓伯查德博士找到聯繫查爾斯的方法，前提是查爾斯能說服麗笙飯店的日班櫃檯幫他轉達訊息。當他踏入校園遞送信件時，迎面而來的是學生與教授們的目光。在那一刻，查爾斯一定強烈感受到，相較於十三年前在大學任教，如今的自己有多麼落魄。

即便淪落街頭，父親仍舊因為不善學術政治而付出代價。他早期發表過一篇文章，直言批評伯查德博士在穆鐸中心設立的實驗單位。伯查德博士當時認為這既違背專業倫理，也是對他個人的背叛。想到三十年前的往事，伯查德博士把信放在一旁，沒跟查爾斯聯絡。我可以想像父親每隔一兩天就到麗笙飯店的櫃檯，詢問伯查德博士有沒有找過他，然後他慢慢明白，博士不會回應他的訊息了。這樣的巧合任誰都很難接受，更何況是滿腦子都將巧合視為陰謀的人。當父親在教堂街上看到伯查德博士，心中僅存的懷疑大概也隨之煙消雲散——那些在市集來來往往的人，絕非湊巧與他過去認識的人相似，而是刻意安排的一部分。正如他在第一封充滿妄想內容的月訊中所寫的，那些人是被動員來嘲弄他、貶低他，要他為過去的錯誤付出代價。

伯靈頓沒有地鐵系統。查爾斯跟「衛站」主任提到的過夜地方，是無所不在、黃色裝潢的潛艇堡三明治連鎖店，SUBWAY。這家店座落在主街上，在教堂街東邊半個街廓，營業至早上四點才打烊，讓夜貓子和遊民在寒夜裡都有個棲身之所。寒冬籠罩伯靈頓後，查爾斯幾乎每晚都待在這裡，點一杯咖啡，然後自言自語。他很幸運，因為執夜班的是佛蒙特大學的學生艾美．金。

一九九七年一月的某個深夜，我前去拜訪艾美，桌上只擺著一杯淡而無味的咖啡。她皮膚黝黑，年輕又膽怯，散發一種自然的仁慈，父親能認識她讓我很欣慰。「查爾斯是常客，他總是坐在這桌，自言自語好幾個小時。他看起來像是那種你會鼓勵他吃點東西或弄點營養品什麼的那種人。他非常瘦，臉很髒，雙眼凹陷。我覺得他活得非常不健康。」就像傑森一樣，艾美能看穿我父親的外表，看見他的本質，並給予他一些實質的幫助。哪怕那幫助微不足道，也能讓他的生活好過一些。傑森給他香菸，艾美則給他咖啡。「一開始，他點咖啡還會付錢，接著有幾次他走進來，說：『我沒有錢，但可以給我一杯咖啡嗎？』我說當然好，然後倒了杯咖啡給他。再下一次他走進來時，我提起這件事，但他只是看著我，然後笑著說：『你知道我不會付錢吧。』他說對了，我確實知道。我想那時我已經開始喜歡這個人了。他總能讓我發笑。很快地，他只要走進來說句『咖啡，謝謝』，我就會給他一杯咖啡。我想鼓勵他多出來外面走動。」

為了感謝艾美的慷慨，查爾斯送她禮物。「偶爾，他會在紙巾上寫點東西。有次他給我一張他寫的東西，說是謝謝我給他咖啡。看起來像是一道數學公式之類的，我覺得滿有趣的，因為他是個淪落街頭的流浪漢，一般來說這種人沒受什麼教育，也不了解太艱深的事。那段文字給我一種暗示，他其實是個聰明的傢伙，雖然公式看起來不太有意義，但他寫的倒真的是數學。」

艾美不久後就注意到，有時查爾斯顯然不是在自言自語，而是在對著只有他聽得到的人說話。她記得，「他會說一會兒，然後背靠著椅子，好像在聽別人說話一樣，然後他會再度開口，像是在回應那些人剛才說的話。」雖然查爾斯不曾主動告訴艾美他在跟誰說話，但線索就寫在店裡的牆壁上。美國有超過一萬一千家 SUBWAY，店內都貼著紐約市舊地鐵系統的插圖，尤其強調布魯克林的地鐵系統；因為 SUBWAY 的共同創辦人之一和查爾斯一樣，出生並成長於布魯克林。查爾斯過去常坐的座位正前方，掛著一幅一八九八年布魯克林大道市鐵路公司（Graham Avenue Brooklyn City R. R. Co.）地鐵行駛路線的蝕刻版畫複製品。版畫下方的標題寫著：

**布魯克林端的橋頭**

外地來的人可能會有點困惑。

這幾個字恰似直擊了查爾斯內心深處的恐懼，勾起他心底對祖母與她的心魔的陰影，彷彿那些他想像出來的迫害者親手寫下這句話一般——他大概也是這麼解讀這場巧合。如果艾美跟路尼思餐廳的調酒師一樣，要求查爾斯不要再自言自語，他或許也會告訴她，他不是在跟自己說話，而是在跟他媽媽說話。坐在那張桌前，他或許時常在腦海中回到布魯克林；回到那段被母親陰影籠罩的歲月，回到那個在自家中也格格不入的局外人身分，回到那種永遠身處邊緣的生活。

雖然艾美不了解查爾斯——她怎可能理解一個對她而言只是流浪漢的男人呢？——但至少，她沒有因為他的怪異而保持距離。她容忍他將 SUBWAY 當成一個安全的天堂，一個可以回應聲音的地方，還可以在相對平靜下寫他的書。事實上，查爾斯認為艾美在幫助他寫書。「我對他很好奇，想知道為什麼他總是待在這裡，但我不想打擾他。最終是他自己提起的，他說：『你很好奇我為什麼一直待在這裡吧！』我說，當然。他說他在寫一本書，又說很喜歡跟我一起工作，因為我們一起完成了許多好事。我不知道他是什麼意思，但這樣說還滿討人喜歡的。」

我知道要了解艾美如何幫助父親寫書，關鍵問題是艾米代表了過去的哪個人。SUBWAY的經理提供了答案。她告訴我，父親有一天跟她提到，艾美很像他的前妻，也就是我母親——她曾在一九七〇年代初期幫他編輯過兩本著作。父親不曾告訴艾美這件事，可能是害怕嚇跑他在這世上僅存的朋友。如果艾美替代了我母親，那麼應該是在無憂年代、在陰謀論入侵之前的母親。說也奇怪，艾美的確與我媽年輕的時候有幾分神似：臉型相似，髮型也相同；她身上流露的溫柔，跟媽媽在艾美這個年紀拍的照片中所表現的一樣。

十月底某個夜裡，查爾斯依例坐在他習慣的位子。從窗戶看出去是主街，他看著初雪緩緩落下。要求艾美幫他續杯後，他說了個典型的都市傳說——一個古怪的百萬富翁，衣衫襤褸，打算向第一個對他釋出善意的人揭示真實身分。儘管查爾斯的外表就是個不折不扣的流浪漢，他仍堅稱自己並非無家可歸。他說自己擁有一間寬敞舒適的公寓，可以俯瞰市集廣場；還擁有SUBWAY及伯靈頓市中心的好幾家餐廳。他甚至說自己是麗笙飯店的老闆，我來伯靈頓的時候，就是住在這家有著兩百五十六間客房、可以俯瞰尚普蘭湖的飯店。艾美憶道，「他告訴我，他將要跟妻子、兒子在他的麗笙飯店共用感恩節大餐，他已經很久沒見過他們，他邀請我一起去，還說可以帶上我的家人。我謝謝他的好意，但我家的傳統是在家裡過節。」

那晚，查爾斯坐在他的老位子，望著白雪覆蓋在這座名為伯靈頓的舞台上，他接收到某種預兆——也許正是這場雪——預告著迫害即將結束，他被奪走的一切事物都將回到身邊。他顯然認為會再次與妻子、兒子團聚，相信他會再度擁有自己的家，甚至聽到有個聲音告訴他，那些見證了他最後掙扎的場景——路尼思餐廳、SUBWAY、麗笙飯店，都是送給他的禮物。至少在那一夜，查爾斯認為自己成功了，他戰勝了思想控制。他贏了。

一週後，查爾斯清楚意識到，他錯判了情勢——實驗根本沒有結束。十一月一日，伯靈頓下了那年的第一場大雪：積雪達二十公分高，比歷年十一月的平均降雪量還多。當晚，查爾斯走進SUBWAY，把又髒又破的外套上的積雪抖掉，艾美怯懦地走向他，告訴他必須離開。經理從其他員工那邊得知，查爾斯從櫃檯旁的架子上偷了幾包洋芋片。（艾美假裝不知道洋芋片不見了，因為她很清楚，他需要吃點東西。）查爾斯表現得很憤慨，不是因為被指控偷洋芋片，而是他作為SUBWAY的老闆，卻被要求離開自己的店。

艾美警告查爾斯，如果他不願離開，上司要求她報警。他回答：「我希望你叫警察來，我要跟他們把話說清楚。」十分鐘後，一名警員抵達現場，警告他再踏入這家店，就會以非法入侵的罪名逮捕。查爾斯沒有提到他是這家店的老闆，承諾不會再回來後，他再度走入夜色之中。查爾斯失去了伯靈頓的最後一位朋友，也失去了他的避風港——那個與現實格格不入的角落，溫暖的空氣，免費的咖啡，人們以禮相待。在那裡，他與內心的惡魔周旋，埋首研究，回憶那些美好的日子。

警察出現，等同一個不言而喻的警告：如果查爾斯不小心一點，他的迫害者就有理由逮捕他，並將他送回佛蒙特州立醫院。自從十年前，第一次在新罕布夏州伊斯特曼被捕後，父親面臨的挑戰始終如一：控制自己的情緒，不要被實驗或環境所激怒。十年前，壓力終於突破極限，他開始出現暴力行為。在伯靈頓的情況更糟糕，思覺失調症還讓他誤以為實驗即將告終。但當然，實驗不會終止。查爾斯不僅要忍受持續的迫害，還得面對希望破滅的失落。

但查爾斯沒有屈服於壓力，即使在他看來，自己受到了極端的挑釁，他依然沒有動用暴力。他被一群陰謀者包圍，他們假裝自己一無所知，實則暗中協助迫害者刺激他，讓他以為自己瘋了。而他犯下的最大罪行，不過是偷了一包洋芋片。他的自制力與尊嚴，戳破了大眾對思覺失調症患者的刻板印象——那種嗜血、瘋狂的殺人魔形象。雖然經受著無比艱困的處境與非理性的思緒，他仍竭盡所能收斂行事，否則就會被逮捕，失去他好不容易才贏得的自由。然而，除了自我保護外，查爾斯還做了許多功課。他的克制應該歸功於其一貫的信念：相信人們會了解他的困境。他在腦海裡寫抗議書，以及在教堂街上試圖與坐在身邊的人交談，都證明了他對人性依然樂觀。他不斷尋找聽眾，這件事本身就隱含著一種信念——如果大眾能夠理解他的苦難，理解他們配合迫害者的意志這件事帶給他怎樣的影響，他們就會想辦法終止這場實驗。儘管有諸多證據顯示，世人對他人的苦難漠不關心，查爾斯仍拒絕接受這個殘酷的現實。

第九章——

# 小偷

每個人都焦急等待著開庭日到來，擔心他可能撐不到那時，就因為暴露在嚴寒中而喪命。與此同時，查爾斯保持低調，不再非法入侵或吃霸王餐。沒有人知道他睡在哪裡、吃了什麼。

撇開父親的妄想不談，他的遭遇凸顯了精神醫療體系的一大問題：社會一味強調公民自由，因而出現「去機構化」的浪潮，卻反而讓精神病患被當成罪犯。在美國許多州，如果要強制病患進入民事法庭、進行精神能力鑑定，有極為嚴苛的法律門檻，導致許多精神病患最終被送往刑事法庭。然而，進入司法程序後，「強制收治與否」的標準都是一樣的，通常是以當事人會否對自己或他人構成威脅來判定。

這種做法對思覺失調症患者特別不利，因為他們往往無法意識到自己患有精神疾病，因此需要強制住院治療。常見的情況是，他們的狀況持續惡化，直到流落街頭，接著就可能因為沿街乞討、非法入侵或吃霸王餐等輕罪被捕。一旦進入司法程序，法官便可下令進行精神能力鑑定的審訊。如此迂迴的程序，使得精神疾患者的犯罪數據被扭曲，也進一步強化社會大眾的刻板印象，認為精神疾患者都很危險。更重要的是，這種做法在道德上站不住腳，根本是以患者的病症來懲罰他們。

查爾斯的迫害者試圖利用他的心理弱點，透過挖掘過去來動搖他對自己精神狀態的信心，但策略失敗。隨著冬季提前來臨，他們改變了手法。以往那些透過替身和重現他過往經歷的細膩操弄不復存在，取而代之的是更直接的手段：關進精神病院，或是死路一條。如果無法逼得查爾斯失控犯法，或讓他屈服接受診斷，他們就會確保他流落街頭，活不下去。

一九九三年十一月一日，被趕出速食店SUBWAY後，查爾斯在雪地中跋涉到「衛站」。他被分派到第二十一床。他的計畫是把庇護所剩下的九十天住宿期用完，以撐過這個冬天。

如果說他之前還沒意識到自己可能會死在市集廣場，在「衛站」的第二晚，他便領悟到這個現實。在他抵達的一個小時前，衛站主任發現查爾斯的床鋪滿滿都是他前一晚留下的蝨子，數量之多，就像床鋪自己在蠕動。他在收容日誌寫下：「**在我徹底清理好這個地方之前，請千萬別讓任何人睡二十一和二十二號床！**我們老朋友查爾斯的床（二十一號）爬滿了體蝨，每個人都被嚇得目瞪口呆。我用了一整罐殺蟲劑，還用漂白劑（這玩意能幹掉一切）把床清理了一遍，最後直接把所有東西都丟進垃圾桶。」

查爾斯離開後，那位主任立刻聯絡危機處理機動小組，這是霍華德社福中心旗下的一個社區外展機構。他告知小組，查爾斯不能再留宿於「衛站」，並請他們正式記錄下他的評估：持續暴露在惡劣天氣中，查爾斯性命堪憂。他敦促機動小組對查爾斯進行精神評估，但也對結果不表樂觀，因為查爾斯非常擅長在自由受到威脅時掩飾病症。「每當心理健康醫護人員試圖與他交談、評估他的狀況，他就會突然變得極為正常、和善且口齒清晰，使他們相信，他選擇露宿街頭完全是出於自願。」

機動小組在教堂街的長椅上找到查爾斯，並且跟他聊了幾句。若根據「會否危及自己或他人」這個收容入院標準來檢視查爾斯，很顯然地，他對其他人不構成威脅。他看起來也沒有自殺的企圖，雖然腳上有凍瘡，但傷口還不至於威脅生命。

隔天早上九點，查爾斯走到銀行領取每月的退休金，這筆錢暫時能讓他免於挨餓，也是唯一能證明他一生並非總在流浪漂泊的實質憑據。他想領錢時，出納主任卻告訴他，由於資金管理不當，他的帳戶已被關閉，這讓他嚇壞了。過去幾週，查爾斯開了幾張透支的支票來支付冬衣、厚靴子及吃飯的開銷。他還指控行員偷他帳戶裡的錢，更讓銀行決定終止他的帳戶。因為查爾斯的情況比較敏感，銀行還是接受他當月的退休金電匯。在短暫與銀行經理討價還價後，查爾斯領出兩百二十五美元現金，然後離開。他的帳戶正式關閉後，即使法定監護人找到他，並決定放棄對款項的控制，他也無法再領取安全生活補助金。

接下來那一週，除了獨自坐在市集廣場的長椅上漫漫等待外，我父親一次又一次回到銀行，試圖說服他們重新開通他的帳戶。但每次回去，他的行為都愈來愈怪異、無法預期，終於引起銀行安全主管的注意。這位聯邦調查局前探員名叫約翰・馬奇，銀白色的頭髮修剪得很整齊，因為多年來都在處理各種突發事件，他看起來頗有自信。我在伯靈頓跟他見了一面，他對這位銀行最難搞的客戶印象深刻。「你不會忘記查爾斯・拉亨梅爾。他挺直身子，對自己的外表既不在意，也不感到難堪。他有事要到銀行辦理，就照著自己的步調前往。對我而言，他顯然是個聰明的人，比我聰明多了，但是他不通情理。他說我們銀行沒收了外國政府給他的一千七百萬美元，他還說他在新罕布夏州曼徹斯特銀行有七千兩百美元，他搬來佛蒙特州前在那住了五年，請我幫忙把錢轉到我們銀行來。」

馬奇告訴查爾斯，霍華德銀行可以接受下個月匯進來的退休俸，但後面的事他就不敢保證了。他勸查爾斯盡快去別的銀行開立新帳戶，查爾斯卻語帶威脅地回應，「他說我隔天就會丟了工作，而且霍華德銀行也會關閉。他還說，如果不處理他的一千七百萬元，霍華德銀行就會倒閉。說完就起身離去。」

不過查爾斯把馬奇的話聽進去了。在長椅上又睡了一夜之後，查爾斯隔天早上前往銀行街一四九號的佛蒙特銀行，打算開一個新的帳戶。不幸的是，他的外表和舉止在市集廣場間早已惡名昭彰，沒有哪家銀行願意服務這位客戶。幾乎是他一踏進銀行，就立刻被警衛攔住，要他離開、別再踏進銀行。他離開後，銀行經理打電話給警察，提醒他們注意有人擅闖銀行。

每隔幾天，查爾斯就回到霍華德銀行，跟約翰·馬奇討論他的情況。每一次馬奇都握著他的手，邀請他進入辦公室，給他一杯咖啡，查爾斯總是欣然接受。查爾斯看似對他的好客和慷慨十分感激，但仍舊威脅他和霍華德銀行。因為有聯邦調查局的磨練，對方是虛張聲勢或是真正的威脅，馬奇還是有能力分辨。他並不認為查爾斯有什麼危險。「我不覺得他會再回來鬧事。他就像個算命師，只是說出我們明天會消失的命運，但並不是他讓這件事發生的。」

馬奇也不認為查爾斯會危害任何人，但他相信他快把自己害死了。某個寒冬早晨，他們共享一壺熱咖啡後，查爾斯步出銀行，馬奇告訴銀行經理，「那人可能會凍死在雪堆裡。」因為關心查爾斯，他還打電話給霍華德社福中心，試著幫他找些資源，這些早已超過他作為銀行安全主任的責任。霍華德社福中心的工作人員確認，查爾斯真的有七千兩百美元存在新罕布夏州的銀行，但他無法領出來，他們也告訴馬奇，會設法強制查爾斯住進佛蒙特州立醫院。

查爾斯變得更加焦躁不安，不斷提出關於特定金額的荒誕指控，甚至發出模糊而誇大的威脅，一切都顯示出他的狀況在現實壓力下開始惡化。在此之前，他清楚自己無能為力，只能任由「思想控制」擺布，他所面臨的挑戰是堅持非暴力抗議，並維持對自身理智的信念。然而，他愈是感到無力，愈是開始相信自己早已擁有長久以來渴望、且認為理所應當的權力與影響力，這種錯覺讓他的行為變得愈來愈怪異且難以預測。

與馬奇會談後，我跟他握手致謝，感謝他對父親的慷慨善行。我想起他提過，每次見到我父親都會和他握手，我問他這是字面上的意思，或者只是一種形容。他知道我想問什麼，父親的手一定充滿髒汙。他說，他認為應該像對待其他人一樣，給予我父親基本的尊重，因此每次遇見他時都會特意伸出手去握住他。我知道，那個簡單的動作對我父親一定產生了深遠的影響。流浪漢過著日復一日的生活，從未能感受到他人的觸碰。再次和馬奇握手後，我走回街頭。

由於當地有不少機構向警方投訴，SUBWAY、庇護街友的「衛站」、霍華德銀行和佛蒙特銀行等等，伯靈頓警察局於是主動進行蒐證，試圖把查爾斯趕離街頭。負責辦案的刑警通知勤務管理單位，要求警員記錄下與拉亨梅爾的每一次接觸，好在日後以「非法入侵」的罪名起訴他。他也通知霍華德銀行的約翰．馬奇和 SUBWAY 的經理，看到查爾斯要立刻打電話報警。查爾斯一直深信自己被某場精心策劃的陰謀設為目標，甚至認為整個伯靈頓的居民都在合謀迫害他。隨著時間推移，他的妄想與現實世界的界線變得模糊，讓他更篤信自己所見的一切。

在警方設法對我父親提出指控的過程中，負責主導的是那名在十一月初將他趕出 SUBWAY 的員警。這名員警是伯靈頓唯一一位長期駐守市集廣場的徒步巡邏警察——羅伯特．布爾。我在伯靈頓警局見過他，他留著八字鬍、剪著俐落的平頭，渾身散發著小城鎮獨有的氣質。我試著揣測父親是如何看待布爾警員，以及在他心中，這名員警代表什麼。我猜，父親或許把這位每天在教堂街上來回巡邏的警察，視為那些迫害勢力的代表。

布爾警員與父親的第一次衝突源於酒精。他在教堂街上看到父親正在喝酒，便提醒他已違反當地禁止在公共場所飲酒的法規。父親的反應卻讓他大感意外。「有件事讓我對查爾斯印象深刻，」布爾警員回憶道。「跟他聊了幾句，我很快就發現，他跟一般的流浪漢不一樣。他口才很好，詞彙豐富，常用一些一般人不會用的字眼。但最讓我驚訝的是，他對憲法瞭若指掌。他談論起警方的執法權、我們的公民權，甚至提到憲法的第十四條、第三條修正案。當下我心裡只想，哎，這傢伙可不是普通的流浪漢，看來不能用一般方式對付他。」

查爾斯能夠讓警察措手不及，但他無法阻止他們靠近，他的窮途潦倒注定他會持續觸犯法律。知道自己再也不可能收到補助金，也知道隨時都可能無法領取他的退休俸，查爾斯為了生存，不得不在市集廣場行乞。十一月四日晚間九點，他在兩個女人離開霍華德銀行提款機時攔下她們，請她們給他二十五美分，結果被一名警員看到，他事先被通知要對「非法入侵」蒐證，便上前攔住他，以乞討為由開出一張罰單，同時發出法院傳票，要求他出庭。查爾斯要麼得在七十二小時內，向法院繳交五十美元的罰款——他當然無法負擔，或者，他必須在指定日期出席法院，參與預備性聽審，對相關指控進行答辯。

因為情況愈來愈糟，查爾斯過去的學術訓練派上用場，他在圖書館研究相關法條，看如何才能不被逮捕。他知道既然迫害者有辦法讓他站到法官面前，無論罪行多小，法官都會命令佛蒙特州立醫院對他做精神鑑定。查爾斯很快就修正錯誤，布爾警員親眼目睹他的乞討手法如何進化。他說：「我們的法規非常明確：你必須直接向他人要錢才算違法。查爾斯應該是發現了這點，因為他突然改口問人：『你能幫幫我嗎？』我還特地向市檢察官報告這件事，她認為這樣的措詞在法庭上站不住腳。他找到了一個規避法規的方法，這在流浪漢當中相當罕見。」

查爾斯的勝利為期短暫。進入十二月後，溫度驟降、積雪漸增，市集上的行人逐漸減少，街道變得冷清，查爾斯行乞更加不易。有一次，布爾警員巡邏了好幾個小時，只看到查爾斯在大雪紛飛中隻身一人。「那是個嚴峻的冬天，我看到他站在街角，穿著一件薄薄的卡其外套，雙手插在口袋裡。有時候他甚至沒把手放在口袋裡。而且，我們在說的可是攝氏零下二十九度的低溫啊！即使四下無人，他還是會出來，站上好幾個小時。我真驚訝他沒有被黏在公園長椅上。」

到了這個時候，連其他街友都開始避開查爾斯，他太過焦躁、充滿妄想，要跟他隨口聊幾句都很困難。他整天都一個人，或是坐在長椅上，或是在市集廣場走來走去。如果乞討到足夠的零錢，他會躲進一家小餐館，買杯咖啡取暖。那些夜晚，他若不是勉強蜷縮在公園長椅上入睡，就是在教堂街上來回踱步取暖。十二月的退休金用完後，查爾斯只能完全依賴向路人行乞來維生。

十二月十七日，查爾斯沒有出席十一月四日行乞指控的預審庭，法官隨即發出逮捕令。十天後，十二月二十七日，逮捕令正式簽發，而長達一個多月、破歷史紀錄的寒流也開始降臨。白天最高溫只有攝氏零下十五度，這還是沒有寒風的情況，最低溫是零下二十七度。查爾斯不知怎麼辦到的，居然熬過了那個月。十二月二十九日早上，布爾警員在教堂街和大學街的轉角逮捕他，並將他移送奇滕登郡立法院。

奇滕登郡立法院沒有僱用速記員，預審庭只有錄音紀錄。在伯靈頓時，我去了趟法庭，拷貝父親在十二月二十九日出席預審和後續的紀錄。他的聲音跟我記憶中的一模一樣。我很難將那個堅定而清晰的聲音，與一個蓬頭垢面、滿身蝨子的流浪漢聯想在一起。不僅僅是因為在我的記憶中，我的父親永遠停留在三十五歲，英俊而強壯；而且，他在庭訊時的言談舉止帶著一種精確、自信和直率，完全不像一個人在那種處境下該有的表現。他聲音中唯一的「瑕疵」，就是語速略顯急促，彷彿他必須刻意努力才能保持冷靜，而我確信，這正是他的真實狀態。在如此極端的壓力下，他必須謹慎地不要表現出任何怪異行為，免得讓別人懷疑他的精神狀況。對於行乞的指控，他宣稱自己無罪。審理結束後，法官在他簽署具結書後釋放他，並約定一月二十一日下午兩點半出庭。雖然父親狀況不佳，但根據過程的錄音，父親顯然沒有失去他的機智和嘲諷能力：

法官：好的，拉亨梅爾先生，法庭警員會給你一張文件，註明你下次要出現在這裡應訊的時間。
拉亨梅爾：當然。你知道是哪一天嗎？
法庭警員：一月二十一日。
法官：一九九四年一月二十一日，那天是星期五。
拉亨梅爾：一月二十一日？
法官：是的，是的。
拉亨梅爾：那今天呢？
法官：今天是十二月二十九日。

拉亨梅爾：喔，當然，非常好，非常好。

查爾斯的聲音中充滿挖苦的語氣。對一個流浪漢來說，行事曆沒有任何意義：每一天跟其他日子都是一樣的。

法官：好，都寫在那張紙上了。你可以帶在身上，提醒自己下次要來這裡……

檢察官：拉亨梅爾先生了解他有義務出現嗎？

拉亨梅爾：你說什麼？

檢察官：你知道自己必須在那天出席嗎？

拉亨梅爾：當然，我會穿著三件式的西裝和英國女王一起出席。

查爾斯知道法庭不會駁回這個案件，也不會關他幾天作為懲罰，以取代五十美元的罰金。下一步的陰謀定然是精神鑑定，然後將他關進佛蒙特州立醫院。再過三週，他又會重回囚徒的角色，這樣一來，他逃離曼徹斯特、在伯靈頓街頭忍受九個月的苦難將成為一場徒勞。唯一的解決方法，就是一月一日退休俸轉入霍華德銀行後，就盡快離開伯靈頓。不過查爾斯心裡很清楚，支票不會出現了。

除夕當天下午四點，布爾警員獲報，佛蒙特銀行指控有人妨害秩序。員工們在安排座位，為伯靈頓新年嘉年華音樂會預作準備，大廳那頭使用提款機的顧客回報，有個流浪漢走進來不斷大喊，「我要這裡血流成河！」布爾警員到達時，流浪漢已經離開，但他知道，他們說的人就是查爾斯。

天黑後，查爾斯才又現身。當晚九點，布爾警員發現他安靜地坐在市政廳公園的長椅上，他問起下午的事。「他說事情不是行員說的那樣。他告訴我，佛蒙特銀行和霍華德銀行都跟他有過節，他把帳號從一個銀行轉到另一個銀行時，『他們』弄丟了他的錢，他才會對銀行如此不滿。」

查爾斯擔心霍華德銀行會拒絕他的下一筆退休金入帳，於是提前通知發放單位，把銀行帳戶改成了佛蒙特銀行，希望能在這段時間說服對方幫他開戶。然而，這招並未奏效，他的月退支票既沒有寄到霍華德銀行，也沒有送達佛蒙特銀行。沒有住址、沒有電話、無法動用任何資金，再加上病症纏身，查爾斯已無力自行挽回這個局面。

查爾斯走投無路。沒拿到退休年金支票，他就無法在一月二十一日前離開伯靈頓。更嚴重的是，他已經無法餵飽自己，甚至連買杯咖啡取暖、稍作歇息的機會都沒有，而這個冬天正逐漸寫下伯靈頓最嚴峻寒冬的歷史紀錄。

布爾警員警告查爾斯不可再語出威脅，也不要再進入佛蒙特銀行後，就讓他一個人留在公園裡。三小時後，午夜裡隱隱有歡呼聲和汽車喇叭聲，迎接一九九四年的到來。氣溫驟降至攝氏零下二十度，查爾斯人生中最糟糕的一年，就這樣結束了——與它開始時一樣，只是充滿著更多苦難的預兆，未來絲毫看不到任何轉機。

一月，伯靈頓的氣溫降至歷史新低：在沒有冷風吹拂的情況下，平均高溫只有攝氏零下八度，低溫是零下十九度，累積降雪量是一月平均的兩倍：九十八公分厚。光是一月四日那天，伯靈頓市中心就有三十多公分的積雪。查爾斯只有一個地方可以躲避無止境的寒冷——不過一年的時間，他就從在霍華德銀行開立帳戶，淪落到只能睡在它的提款機旁。不太清楚新年前那兩個星期，查爾斯在哪裡度過，只知道他的體重大幅下滑。那段時間，他跛行嚴重，咳嗽也幾乎沒有停過。從他的觀點來看，那些逼迫他的人確實已經下定決心——不是讓他被強制收容，就是讓他死在街頭。

一月十二日早晨，查爾斯在提款機旁醒來，走到市集廣場，他穿了件軍綠色的夾克，一件棕色毛衣和骯髒的藍色長褲。沒有帽子和手套，戶外氣溫只有攝氏零下十三度。查爾斯餓到受不了，他沿著銀行街往西邊走，來到「亨利餐館」，這是一家傳統的美式餐廳，門上閃著紅色的霓虹招牌。前一個冬天，他是這裡的常客。他坐在窗邊的沙發座，點了三顆炒蛋、鹹牛肉雜燴和咖啡，然後又點了第二份早餐，包括煎餅和香腸，最後是兩片蘋果派。整個早上他都看向窗外，看著顧客來來去去，喝著免費續杯的咖啡。

三個小時後，終於有顧客抱怨查爾斯渾身臭味。餐廳老闆因為午餐時段人潮湧入，而查爾斯又占著位子，於是大膽要求他付帳並離開。查爾斯從容回應，說他喝完這杯咖啡就會離開。但他離開時卻沒有結帳，餐費是十元七美分。瀕臨餓死的查爾斯，這是他一生中第二次偷竊——第一次是偷洋芋片，這次則是吃霸王餐。餐廳老闆報警，指控他沒付錢就走了。布爾警員在市集廣場四處搜尋查爾斯的蹤跡，卻未能找到他。

隔天早晨，查爾斯走上銀行街，這次朝著相反的方向，然後在一家名字恰如其分的「綠洲餐館」大快朵頤了一頓。吃完後，他笑著對服務生說自己沒有錢。這一次，查爾斯冷靜地等候警察到來，他被開了張「吃霸王餐」的傳票後被釋放。那天早上沒過多久，另一名警員得知前一天在亨利餐館發生的霸王餐竊案，於是在霍華德銀行自動提款機外逮捕查爾斯，並將他帶回伯靈頓警局。在那裡，他又收到另一張傳票，隨後再次被釋放。

警官在逮捕父親前，詢問他是否吃了霸王餐，他說：「我在那裡吃早餐，但他們弄錯了，我兒子已經付帳了。」第一次在警方報告中看到這些內容時，我的思緒一度混亂。我覺得父親好像有意在警方的檔案中留下給我的訊息——好像他知道我會在他死後，試圖理解他的這段生活一樣。我確信他的訊息是：「別自欺欺人了，無論你怎麼做，都無法洗清拋下我的罪孽。」

雖然無從確知，但或許我父親在對警方說出那番話時，是試圖向我傳達某種訊息。如果他真的認為我已成為那場實驗的同謀，那麼在他的邏輯裡，我理應知道他在伯靈頓的處境，而他的話最終也可能傳到我耳中。我能想到最可怕的事情，就是我父親可能認為，我在完全了解他痛苦的程度後，還選擇背棄了他。我只能希望，他不會真的認為自己養大的兒子如此冷漠無情。

在亨利餐廳吃霸王餐，因而在霍華德銀行的提款機外被逮捕後，查爾斯當晚就不再睡在那裡。他沒有其他地方可以去，只能在市集廣場尋找任何可以讓他躋身的門廊。接下來幾天，屋主和居民不斷打電話報警，查爾斯只能不斷在寒冬中換地方棲息。好幾家社區餐廳也報警說查爾斯吃霸王餐。一月十七日，伯靈頓積雪超過十四公分，氣溫直直落。一月十八日的低溫是攝氏零下二十九度，有風時則低達零下四十五度。早上六點三十分，

「衛站」的主任在日誌裡這樣寫道：「警察正在街道對面，把查爾斯．拉亨梅爾從教堂街八十四號的入口處趕走。我走過去和他們聊了一下，並了解當前的情況。他們焦急等待著法院簽發拘票，這樣才能對他進行醫療評估。在此之前，他們無能為力，因為每當警察質問他，他就會表現得彬彬有禮，且頭腦清晰。」那天，離乞討指控的法庭傳訊還有三天。

一月十八日午夜，查爾斯回到「衛站」避寒，他的精神狀況惡化得更嚴重了。主任在日誌中描述他們的互動，「查爾斯．拉亨梅爾的流浪旅程仍在繼續。他走進來，直接穿過宿舍。我請他回到大廳，他堅持自己『有權可以進來這裡』。他很激動、憤怒，同時咆哮：『我是總指揮！』然後朝我揮手，說：『噗！你走了。噗，警察走了。噗，每個人都走了。』我打電話報警，他們把查爾斯趕走。」

顯然，他的妄想體系已經完全崩解，對「思想控制」長達十年的執著也就此告終。他的訴求、指控和威脅都亂無章法、前後不一，然而憤怒的情緒卻始終如一。他被剝奪的公民權愈多、愈是困惑和孤立，查爾斯在自己的妄想世界中，就變得愈有權力，他甚至開始相信自己是美國總統。即便如此，這樣的妄想並不能減輕他的身心痛苦，無論如何想像自己擁有權力，都無法改變他流落街頭的現實，或抹去思覺失調帶來的折磨。

接下來三天，「衛站」、機動危機小組和伯靈頓警局之間頻繁聯繫，電話往返不斷，話題全都圍繞著查爾斯。每個人都焦急等待著一月二十一日的開庭日到來，擔心他可能撐不到那時，就因為暴露在嚴寒中而喪命。與此同時，查爾斯保持低調，不再非法入侵或吃霸王餐。沒有人知道他睡在哪裡、他吃了什麼。除非他在垃圾桶裡找到殘羹剩菜，否則只能餓著肚子。二十一日那天，如同大家預期的，查爾斯沒有出現在法庭。法官再次發出拘捕令。

二十五日黃昏，查爾斯仍舊在逃。那天晚上，他從市集廣場打公共電話給布萊恩・夏波——他在威廉瑪麗學院的室友，兩人已近三十年沒聯絡。夏波以「生平最恐怖的經驗」來形容那通電話。「查爾斯說他涉入古巴走私毒品案，中央情報局正在追捕他。他指控說是我害政府機構找到他。我說我什麼都不知道，但他不願意相信我。他跟我大學時認識的那個人判若兩人，但依然口齒清晰、生動鮮明，他描繪的情境聽起來彷彿真的發生過，我實在沒有理由不相信。

「那通電話講了很久，可能長達一個小時。每隔幾分鐘他就投錢進公共電話。最後我終於說服他，我完全不知道他的生活，也不清楚他的近況。之後，我們追憶了舊時光，但沒有聊很久。電話結束前，我祝福他一切平安，也請他多保重。我記得掛電話後我哭了，心中百感交集，我既懼怕他，也擔心他的未來。他掛斷電話前告訴我，他要逃往加拿大以躲避法律問題。他說他帶著一隻狗，會一起去加拿大，還提到除了牠之外，他在這個世界上沒有任何朋友了。大學畢業後，那是我第一次聽到他的消息，之後再也沒有任何音訊。」

第一次被送進新罕布夏州立醫院、警察帶走喬吉後，父親十年來都不曾養過狗。事實上，他的這番話或許是在指他上一次被逼到近乎失控的時候。如果不把那隻狗算進來（實際上牠也真的不存在），他的話便只剩下簡單的一句：「我在這世上沒有一個朋友。」

一九八九年，克里弗在父親到紐約參加喬爾的婚禮時，幫他拍了幾張照片——當時他曾建議要不要來場父子團聚。其中一張照片，父親坐在沙發上，逗著一隻戴了灰色嘴套的拉布拉多犬。照片中，他的臉只露出一部分，但仍能清楚看出他在微笑。儘管境遇艱難，拍下這張照片的當下，他是快樂的。原因無須多言——狗不在乎一個人身處何種境地，也不會計較他離理想或過往有多遙遠，更不會評斷他的話語是否合乎常理；狗只會回應人性中最真誠、美好的一面。父親在一九八九年時狀況還不錯；直到一九九三年冬天，他的狀況都還行——可能還有快樂可言，但已經沒有人能喚醒他內心的喜悅。父親打電話給夏波，可能是希望以前的朋友能提供協助。然而他的驕傲和妄想症狀加在一起，導致他無法直接開口，就像他最後寫給我的那封信、寫給伯查德博士的信，以及最後一次打電話給他的表妹瑪麗蓮，都是一樣的情形。

查爾斯打電話給布萊恩．夏波的隔天，布爾警員在當地的圖書館找到他，他正在書架間走動，翻閱為數甚少的社會學書籍。布爾警員將他逮捕，並送到法庭，他怪異的行為讓負責案件的法官替他安排精神能力鑑定，並命令他在這段時間必須待在沃特伯里的佛蒙特州立醫院接受心理評估。查爾斯在街頭的歲月終於走到盡頭。

三年後，我跟布爾警員坐在伯靈頓的警局內，他把父親的錢包遞給我。父親過世後，錢包一直放在被遺忘的檔案夾裡。我快速翻看著，努力抑制住內心的情感波動。我看到霍華德社福中心的卡片，警察就是用它聯絡上親屬的。父親的個案管理師在卡片上寫著，下一次約定的時間是一九九五年一月十七日。皮夾中還有好幾張收據，和一張一元紙鈔，零錢袋裡有八毛七分。

我回到飯店後，仔細檢查了錢包，抱著一絲不切實際的希望，想找到一張我和父親的合照，證明他並沒有忘記我。但什麼都沒有。我把那些收據和霍華德中心的卡片丟掉，然後把一元八毛七分堆在床上。我無法把這筆錢特別保存起來，說它有什麼特殊的意義，但我也無法把它放進錢包，讓它再次流通出去。我對這些硬幣漠視我父親命運的冷酷感到憤怒，不禁想著，若我把它們花掉，接下來的某個週末，這些錢很可能會被用來買一杯昂貴的咖啡或幾包口香糖。讓我更加難過的是，父親在去世前的那一年，真的身無分文，甚至不得不靠偷竊才能生存。最終，我把這些硬幣丟進垃圾桶，將它們包裹在一團濕衛生紙裡，這樣清理垃圾的時候，就不會有人發現它們。然後將紙鈔撕碎，丟入馬桶沖掉。這些臨時起意的儀式雖然荒謬，卻讓我稍微好受一點，也讓我鼓起勇氣，去看布爾警員從我父親的檔案中交給我的另一樣東西。

我坐在床上，盯著一張拍立得照片。這是伯靈頓警察局逮捕父親後拍攝的。被告知有人死了，和在殯儀館看到棺木裡的屍體，兩者是有區別的。我早已習慣聽人們形容我父親是個流浪漢，遊蕩在伯靈頓，留著長髮和鬍子，衣衫不整……然而，當我親眼見到他，那些描述的詞語瞬間變得陌生而刺耳。照片裡的男人一臉悲傷，但並不起眼，他很削瘦，蓄著雜亂的鬍鬚，髮際線往後退，凝視著這個世界，雙眼不曾眨動。你必須聽到聲音、聞到皮膚的味道、感覺下巴的鬍碴和擁抱的力道，並理解一位父親對其獨子的自信和愛，這張照片才有意義。我無法從那段記憶走到眼前這張照片。無論我走過多少地方、與多少人交談、聽過多少解釋、說過多少話，都無法連結這兩個世界。

那晚入睡前，我想像飯店房間裡昏暗的牆上，無數張照片拼湊成一幅巨大的拼貼畫。我知道全國各地警局的檔案櫃中，一定埋藏了許多這樣的照片：因為擅闖、行乞和吃霸王餐等小罪而被逮捕的流浪漢；被遺棄的照片，記錄著被遺棄的人生。我忍不住想起一九七八年那天，在時代廣場第一次見到那名流浪漢的情景。突然間，一個奇異的念頭閃過我的腦海：我明白了，當時那名流浪漢試圖對我和父親說些什麼。我幾乎篤信不疑——他是在警告我們。

# 第十章——病人

「當我詢問查爾斯是否認為自己精神有異，他承認自己確實有病，還說『熱愛生命和人性』就是他的病。」

佛蒙特州立醫院座落在沃特伯里，班傑利冰淇淋（Ben & Jerry's Ice Cream）和綠山咖啡（Green Mountain Coffee）的總部就位在這裡。一九五五年的高峰期，該院曾收治一千六百名病患，但我在一九九七年造訪時，病人僅餘五十人。一直以來都有傳聞說它即將關閉，如今收容的病人，多數都是思覺失調症患者[8]。我第一次真正接觸到州立精神病院的封閉式病房，就是在佛蒙特州立醫院。我穿過醫院走廊，身邊是一些彷彿各自踩著不同節拍前進的病患，從他們對我的反應可以明顯看出，醫院並沒有太多訪客：一位老人家一遍又一遍走過來跟我握手；另一位胖大叔對著我舉起大拇指，然後退回他的房間；有個身形嬌小的女人，窩在一張大得不成比例的塑膠皮椅上，神情防備地盯著我。一九九七年我造訪時，病人已經換了一批，一九九四年的住院病人所剩無幾，那些還記得我父親的人提到，他是個孤僻的身影，總是獨來獨往。

一九九四年一月二十六日，大約是父親第一次在新罕布夏州立醫院拿到「入場券」的十年後，他成為佛蒙特州立醫院的第二六八四五號病患。他的病歷記載著，抵達那天，用完午餐和晚餐後，他都因為仍舊感到飢餓而要求更多食物。當天傍晚，他同意洗個澡除去身上的蝨子——這是他流落街頭後第一次洗澡。他的衣物經過除蝨、清潔後，都歸還給他。比起十一個月前被趕出公寓，這次突然失去自由，他好像沒那麼恐慌。在病房中，他孤身一人，也拒絕所有的治療。他一直被留院觀察，直到二月一日才由法院指派的精神科醫師

8 二〇一一年，佛蒙特州立醫院在「艾琳」颶風橫掃下受到嚴重損害，永久性關閉。

進行評估，為接下來的心智判定聽證會做準備。

根據精神科醫師的評估報告，儘管查爾斯被拘留違反了他的意願，而且他的心智是否健全也再次受到挑戰，但在面談過程中，他都努力維持鎮靜。只是他的妄想仍舊非常明顯，內容也變得更加怪異。醫師的報告是這樣寫的：「拉亨梅爾先生的妄想狀況十分嚴重，他宣稱自己是美國空軍總司令，還提到沒有佛蒙特這個州，全國都是聯邦直轄的一個單位，由他掌控。他說自己被『預先編碼』，而且『被訓練成這樣』。他還提到自己在銀行裡有多到數不清的錢，並說他在『追捕冒犯我的人』。我問他這是什麼意思，他說他可能會下令槍斃或絞死某些人，但他說自己不是暴力分子，也否認有任何暴力前科。他繼續提到，沒有所謂的暴力。他說一九八四年在新罕布夏州入院是雷根總統親下命令，但他不認為自己是任何陰謀對付的對象。他現在不想自殺，但他說多年前曾經嘗試輕生。」

與霍華德銀行的安全主任約翰・馬奇想法一致，精神科醫師結論道，查爾斯並不危險，雖然說了些語帶威脅的狠話，但顯然不可能真的做出什麼事來。「他手指向天空，告訴我那些逮捕他的警察已經不在警隊；他們都放下警徽和槍枝，升上了高處。接著，他東拉西扯講起一段與登山有關的話。他似乎深信，只要開口說出自己的願望，就能瞬間摧毀他所處的整個社會——包括奇滕登郡立法院、他目前被關押的醫院，甚至新罕布夏州的那家醫院。」

評估接近尾聲時，查爾斯終於說得更直白，揭露他那些聖經式語言與自稱無所不知的說法背後真正的涵義。「他請我允許他跟上帝溝通，我告訴他『請自便』。他抬頭仰望，開始和上帝對話。我當然沒有看到上帝，但他顯然看到了。」查爾斯成年後就是個徹頭徹尾的無神論者，在思覺失調症的影響下，如今不只是個虔誠的信仰者，還是個先知，闡述一些與上帝直接對話的內容。我們無從確定他的妄想轉向宗教，是否與他聽見祖母的聲音有關，或是因她早年試圖讓他皈依基督科學箴言會的影響。

我一方面震驚於父親那些愈來愈離奇的思考模式，另一方面也對我看到的證據感到驚訝──他堅稱自己神智清楚時，語氣竟然那麼冷靜、有條理，甚至還帶點幽默。評估進入尾聲時，報告寫道：「當我詢問查爾斯是否認為自己精神有異，他承認自己確實有病，還說『熱愛生命和人性』就是他的病。」父親逐漸扭曲的思想顯然並未減損他的智力。當生命和人性合謀，剝奪他的一切，甚至剝奪心靈的神聖和自我意識時，會熱愛生命和人性簡直是瘋子。父親用反諷的語氣回應精神科醫師的提問，想必他自己也意識到，即使成了遊民，他仍然堅持不讓自己崩潰，著書抗議的舉措也不能中斷，這是一種堅韌的信念與希望的表現。他不曾放棄那個早已放棄他的世界。

雖然查爾斯頑固地堅稱自己神智清楚，醫師評估後仍舊認為，「慢性妄想型思覺失調症急性發作」最能解釋查爾斯嚴重的社會退縮與缺乏任何社交網絡。報告還提到，「他的談話內容大多數充滿妄想，且缺乏焦點，顯示出深層的思維障礙。」醫師雖然認為查爾斯不至於會對他人造成危險，但仍舊深信他「若從目前的住院治療中被釋放回社區，可能會危及他的性命。他嚴重營養不良、體重過輕，且多處凍傷。當前零下的氣溫下，他在街頭生存的機會微乎其微。」醫師在評估中建議，應正式將查爾斯送往佛蒙特州立醫院收治。至於州政府對他提出的行乞指控，也就是他最初被帶上法庭的原因，精神科醫師在結論中指出：「根據我的評估，他當時不具備出庭受審的能力，我也支持他以精神疾病為由，主張無罪。」

針對父親行乞召開的能力鑑定聽證會預定在一九九四年三月十八日舉行，但二月中旬，他就因為在亨利和綠洲兩家餐館吃霸王餐，被轉回奇滕登郡立法院。當我播放這場聽審庭的錄音，聽到父親的聲音變得如此陌生，內心震驚不已。兒時熟悉、清晰有力的聲音不見了，甚至在十二月二十九日的那場預審庭，他的聲音都還聽得出來些許原本的樣子，但在這段錄音裡，他用浮誇的布魯克林口音說話，一開口就像在演戲。

法官：午安，拉亨梅爾先生。

拉亨梅爾：你怎樣啊？

法官：我很好，謝謝你。你有沒有收到州政府控訴你的訴狀？

拉亨梅爾：哪個州？

法官：你說什麼？

拉亨梅爾：哪個州？

法官：佛蒙特州控告你。

拉亨梅爾：沒有啊，我窮得叮噹響。沒人給我什麼副本。有人簽收嗎？祝他好運啦。

法官：是這樣的，你之所以沒收到，是因為副本在我這裡。我會唸給你聽，好嗎？州政府指控一月十二日——

拉亨梅爾：他們都是些說謊的賤人！喔，抱歉。

法官：州政府指控你在一九九四年一月十二日，靠著欺騙手段，接受一份你知道必須付費才能享用的服務，也就是亨利餐廳——

拉亨梅爾：喔——嗯。

法官：價值十美元。另外，一月十三日你又在綠洲餐廳做了同樣的事，價值十美元五十四美分。這次傳訊讓你正式回應州政府對你的指控。除了罰金，檢方還有其他請求嗎？

州檢察官：是的，法官大人，還涉及賠償問題。

拉亨梅爾：賠、賠……賠什麼？

法官：你需要一名公設辯護律師來協助你嗎？

查爾斯此時終於攤牌，向法官坦言自己根本是在演戲。他裝出的布魯克林口音，或許正是一種曲折的回應，暗示他已察覺到那些看不見的逼迫，正試圖說服他相信自己繼承了母親的「魔障」。當他意識到自己那套「布魯克林窮光蛋」的表演太過火、導致他唯一剩下的可信度──他的聰明才智──也被忽視時，他立刻改變策略。突然，他不再用布魯克林口音，重新恢復了自己的聲音。

拉亨梅爾：不用了。我想知道這場聽審的性質是什麼？你們要我認罪或說自己無罪，對嗎？

法官：對。

拉亨梅爾：我冤得跟什麼似的，這屋子裡的每個人都清楚得很！

法官：那好，這樣就簡單了。你需要律師協助嗎？

拉亨梅爾：整個司法體系簡直是一場鬧劇，一齣徹頭徹尾的鬧劇。

法官：先生，你需要律師協助你嗎？

拉亨梅爾：不用，要協助我什麼？

法官：好，那麼本庭要——

拉亨梅爾：我們整個體制是建立在上帝和自然法則之上，而你們現在正在模仿上帝和自然法則。

一陣警笛聲經過法院附近。

拉亨梅爾：哦喔，有人倒大楣了。

法官：我們還是安排拉亨梅爾先生進行門診評估——不，還是住院觀察吧，確認他的應訊能力和精神狀態。

拉亨梅爾：他疼愛女人，救嬰兒一命，讓死人復活，讓大家都發財。那又怎樣！

從這裡開始，整場聽審開始變得荒腔走板，查爾斯無厘頭式的插話不斷干擾。法官再度下令把查爾斯送往佛蒙特州立醫院進行住院評估，但州檢察官提醒法官，查爾斯才剛從那邊過來，而且下個月還安排了查爾斯行乞指控的能力鑑定聽證會。就在這時，查爾斯明確說出他在這場審理的前段中，透過布魯克林口音所暗示的話。

拉亨梅爾：是的，我必須回到那裡。我想念我媽媽，她在州立醫院。

無視查爾斯的陳詞，法官想盡速結束這場庭訊，查爾斯被法警帶回佛蒙特州立醫院，等候能力鑑定聽證。

從一開始和理查·蒙森坐在大廳，我就對他很有好感，他是父親在佛蒙特州立醫院的精神科醫師。他聲音輕柔、博學多聞，話語中充滿文學和哲學典故，而且真心關懷他的病患，不論是過往的還是現在的病人。我們談話時，周圍悄悄聚集一些觀眾。病人三三兩兩走進房間，在我們附近的椅子上坐下，假裝在看電視，但很明顯是對病房裡這段難得的插曲感到好奇。

蒙森醫師憶道，他在能力鑑定聽證會前，就在病房內與查爾斯會談過，他的妄想狀況依舊。「他的語速很快，幾乎停不下來。他告訴我，就在我走進來的時候，他收到上帝公開給我的訊息。他宣稱他一直在跟上帝和政府機關溝通，而我也收到了這些訊息。他說我曾坐在辦公室裡，跟在大廳的他進行思想溝通。不在同一個房間時，為了傳遞訊息給我，他必須大聲說話。他說他是總指揮和英格蘭國王。他說他很快就會被釋放，而且我們都會被逮捕並槍決。當我問他是否打算射殺誰，他說：『我是有執照的殺手。我是軍情五處的人，我有一把貝瑞塔手槍——不過接下來將要發生在你身上的事，讓我根本不需要用到它。』」

雖然查爾斯的妄想系統在前面幾個月變得更浮誇、更不一致，他倒是很快就適應佛蒙特州立醫院的日常作息，這與他十年前入住新罕布夏州立醫院的情況幾乎一樣。他再次視自己為病房的外人，跟所有人都保持距離。蒙森醫師憶道，「若非逼不得已，查爾斯不會與工作人員和病人互動。他觀察周遭所有的事，但從不參與任何社交活動。多數時間都自己一人坐在日間大廳一張特別的椅子上，在一本筆記上寫東西。他不曾讓任何人看過他在寫什麼。他經常自己咕噥著，持續拒絕接受醫療，堅稱自己沒有生病。」無法確知他當時在寫些什麼。從他過去的行為來推斷，他很可能仍在抗議他所認定的陰謀；甚至，可能是在將那本他流浪街頭時「寫在腦海中」的書付諸紙筆。但我們無法推測，新的妄想會對他的觀點產生何種影響。

這段期間，唯一能驅動查爾斯和工作人員及病患互動的，就是香菸。接下來的那個月，他的病程紀錄幾乎離不開吸菸——這讓我想起他在一九六四年寫的日記，他提到吸菸對東部州立醫院的病患而言至關重要。在街頭時，查爾斯養成抽菸的習慣，不論何時、何地，他都會跟路人討菸抽。當時病房規定，病人只能在特定的「抽菸休息時間」來一根，而且只能在一個面對醫院庭院、被鐵網圍住的小陽台上抽。查爾斯曾多次威脅要用武力闖進陽台，在非指定時間抽菸，雖然他從未真正動手，但有好幾次，他情緒激動到工作人員不得不將他帶到「隔離室」安置。

不像病房裡的其他病人擁有社會安全生活補助金，查爾斯身無分文，根本沒辦法買菸，這也加深了他在抽菸這事的挫折。工作人員不知道他也有補助，後來才發現他符合年金資格，而那些補助仍由新罕布夏州的法定監護人掌握，只是查爾斯流落街頭後，他們便失去聯絡。直到三月十日，查爾斯入院六週後，法定監護人終於安排妥當，他每個月有一百五十美元可供花用。在此之前，查爾斯不得不重拾在市集廣場的伎倆：乞討。病程紀錄提到，他總能得償所願：「不知道他是用體型、長相，或是說了什麼來威脅病人，總之，他似乎總能夠討到香菸。」

聽過父親在三月十八日能力鑑定聽證會的錄音帶後，我很想跟曾親眼見證這整個過程的人聊聊。那場聽證會的主審法官，瑪麗蓮．史寇倫同意和我在奇滕登郡立法院見面，她證實那天發生的事頗不尋常。雖然在那之後，她又審理過幾千個案件，多數都比這起「當街乞討」更讓人記憶深刻，但她就是清楚記得父親的案子。「拉亨梅爾先生讓人印象深刻。他很挺拔、英俊，長髮長鬍鬚，個性強烈、台風穩健。大多數的被告在出庭時不太敢跟法官目光交會，看都不敢看我一眼。他們多半被生活摧殘得差不多了，才會走到得上法庭的這步田地。拉亨梅爾先生就不一樣，我的意思是，他一進來就跟那些沒有精神疾病、只是來這裡面對指控的一般被告完全不一樣。他非常清楚，這是他的聽證會，而且對正在發生的事情發表自己的看法，直言不諱。」

從聽證會的錄音帶可以聽出，查爾斯很積極地參與其中。當州檢察官請求法庭指派的精神科醫師出庭作證——跟佛蒙特州立醫院幫他進行精神評估的同一位——查爾斯傾身靠近麥克風，用一種帶有權威感的聲音說道：「我反對，他不夠專業。」從這一刻起，儘管他的公設辯護人警告他要保持安靜，他仍不斷抗議，導致聽證會中斷。對查爾斯來說，這次聽證會正是他落腳佛蒙特州以來，所有抗爭的總結。歷經一年被迫流浪、讀心術科技變革、替身操弄，以及各種形式的強制手段，一切終於攤開在陽光下。儘管他一直努力不讓自己崩潰，他的迫害者仍舊準備再次為他貼上「瘋狂」的標籤，剝奪他的自由。從他的觀點來看，他唯一的「罪行」，就是堅持在他們強加的屈辱與苦難中生存下來。

史寇倫法官當然不知道，自己在查爾斯的妄想系統中被分派到什麼角色。接下來發生的事，讓她大感驚訝。「在場的人都同意，拉亨梅爾先生罹患思覺失調症，且應該住院治療。證人都退席後，我也準備在審判席上宣讀判決，這時拉亨梅爾先生打斷我，並用一種命令的口氣詢問：『我有權利發言嗎？我可以發言嗎？』我猶豫了一下，請他長話短說。接下來發生的事前所未聞、之後也不曾遇過，拉亨梅爾先生竟然在我宣讀對他的判決之前，先對我下了判決！」

他語氣堅定、清晰，且帶有權威感，好似他陳述的是事實，不帶情緒也不容質疑：「你不在這裡。你們所有人都不夠格出現在這裡。我是美國總統，也是三軍統帥。你們都很清楚。你們違反了所有的軍事法規，應當被處以絞刑和槍決。這裡的一切都是謊言和笑話，而這才是現實。我的立場就是這樣。需要我簽個名嗎？查爾斯．拉亨梅爾博士。」

查爾斯在對法官、律師和州方證人「宣判罪行」的同時，其實是在反過來將他所相信的現實版本，加諸在那些長年堅持用另一套現實標準來評斷他的人身上。這個社會一再逼使他相信自己精神異常，而所謂精神異常的人，生活不脫被折磨、被歧視、被屏棄，他想在官方紀錄中留下一筆，堅持自己作為一個人的價值，證明自己仍是個有意義的存在。他不只是個流浪漢、一個犯了小罪的人、一個麻煩而已；他曾有成就，也朝著社會對公民的期許而前進。他讀書、工作、任教，還養育了一個兒子。他努力融入社會，掙扎求生。查爾斯不曾忘記在生活分崩離析之前，他曾有的成就。他不曾忘記自己永遠是查爾斯．拉亨梅爾博士。

每個人一生都會面臨驗證信念和品格的時刻，正是這些試煉的時刻定義了我們是誰，而不是我們曾經做過的事，也不是我們未來的選擇。不論我的人生有什麼成就，都不能與精神失常的遊民父親，在一九九四年於佛蒙特州伯靈頓奇滕登郡立法院的成就相提並論。我們太習於用自己擁有的東西和他人對自己的看法，來定義自我與價值，因此，一旦我們失去一切、失去所有親近的人，就很難有足夠的力量，堅持自己的存在與價值未曾改變，堅持自己仍然是以前的自己。

一九九〇年起，新一代抗精神疾病藥物在治療思覺失調症的效果上，有了長足的進展。這些新藥常被稱為「非典型抗精神病藥物」，已被證實它們比「好度」這類傳統藥物來得有效，副作用也比較少。然而到目前為止，非典型抗精神病藥物只有口服藥丸，這使得約四成不認為自己生病的思覺失調症患者不願服用，因而無法受惠。因為這個理由，當年九月法院最終強制查爾斯必須接受治療時，蒙森醫師只能讓他接受每個月一次的好度注射。

查爾斯的狀況大幅改善。他不再於大廳踩步，也不會擺出威嚇別人的姿態。他的言詞愈來愈有邏輯，也比較願意主動開口說話。同時，他也開始和工作人員及其他病患頻繁互動，而且成果卓越。例如，查爾斯發現蒙森醫師學識淵博、對他也很有興趣，因此他便與醫師討論起社會學和心理學的經典作品，也談到他自己的研究。蒙森醫師印象深刻，「我不認為我們的關係像是醫師與病人，我和查爾斯平起平坐，而且也試圖待他如一位對手。他極度聰明，反應靈敏，多數情況下他想得比我還快，不過妄想總是會隨即浮現，讓我們的對話又走偏了。」

即便有藥物幫助，查爾斯一開始的症狀也沒有好轉到讓蒙森醫師認為他可以出院。九月下旬，他在查爾斯的病程紀錄中寫到，他跟查爾斯討論了治療及癒後計畫，「由於他經常離題，我很難讓談話專注在原本的議題上。病人完全沉浸在自我之中，長篇大論地談論著自己的成就（教學、著作）、祖先（德國皇室血統）以及財務狀況（兩萬美元來自社會安全生活補助金和退休金，以及書籍版稅的一千三百萬美元）。對他來說，真正的問題不在於自己是否生病，而是他始終相信，自己所有的精神科住院紀錄，全都是政府迫害的結果。」蒙森醫師結論，繼續住院是必要的，因為查爾斯沒有病識感，談到財務狀況也判斷離譜，居然說自己的版稅有上千萬美元。

經過幾個星期的藥物治療，查爾斯愈來愈能夠控制自己的行為。他很少再談起妄想的內容，也變得較外向、容易相處。蒙森醫師回憶，他的狀況得以改善，是因為一種罕見的醫病角色翻轉。當時有個精神科助理正在大學修習心理學的課程，但在撰寫某個科目的論文時碰到棘手問題，老師要求她重寫。她跟查爾斯提到這件事，他主動伸出援手。他們花了好幾個下午，討論她的原稿以及她的筆記。隔週她交出修改的論文，並得到了個「A」。蒙森醫師記得，查爾斯對自己能幫上忙感到開心，這也讓他有機會實際證明，那些關於他過去如何優異的說法不是空穴來風，對未來的期待也並非天馬行空。

查爾斯既不會傷害自己，也不會危及他人，這一點已經非常清楚。到了十月底，讓他有條件出院的準備工作已經著手進行，預訂的出院日是十一月二十八日。雖然從各種指標來看，他的狀況已經穩定，蒙森醫師對於查爾斯出院後的前景卻不表樂觀。「我認為他只有在面臨壓力時才願意接受藥物治療。醫療系統對他的追蹤終有懈怠之時，而他大概會再度被收治。這種感覺與其說是對他沒有信心，不如說是這種疾病和整個體系的寫照。」

這段時間，查爾斯曾和社工討論出院後要住在哪裡，從討論的結果可以看出，蒙森醫師所謂的「不表樂觀」其來有自。根據病程紀錄，查爾斯告訴社工人員，他不需要別人幫忙找地方住，因為「他太太已經在麗笙飯店租了房間，等他出院後可以暫時住在那裡。他還說他太太在佛蒙特州的格蘭德島弄了個屋子，等拉亨梅爾先生出院後，夫妻倆可以住在那裡，聖誕節期間，他們的兒子也會在那裡陪伴他們。我們的資料顯示，他已經離婚，而且跟前妻和兒子都沒有聯絡。但他始終不認同這個說法。」社工逕自安排讓查爾斯住在伯靈頓附近的愛倫之家，這個政府補助的社區，專門收留遊民和精神異常者。查爾斯後來告訴社工，完全沒必要這樣安排，因為麗笙飯店是他的——他因為偷竊洋芋片而被逐出SUBWAY時，也是這樣告訴艾美・金。

在藥物的協助下，父親的妄想顯然回到了他成為「總司令」之前的狀態，大約停留在一九九三年十月。如同一年前一樣，他相信自己遭受迫害的日子即將結束，而那些理應屬於他的東西——一間可以取代被奪走的佩勒姆老家的房子、對損失的賠償金，甚至是與我媽和我團聚——都會在他從佛蒙特州立醫院獲釋後立即實現。當我得知父親曾幻想那年聖誕節能與家人團聚時，不禁感到諷刺——那時我差點實現他部分的妄想。如果我當時把自己在那年冬天出版的童書寄到父親的正確地址，他或許能及時在聖誕節前收到，並在這重新燃起的樂觀情緒中，感到某種程度的證明與安慰。

雖然查爾斯的妄想讓他對出院滿懷希望，他對未來依舊感到害怕。他的病程紀錄提到，十月底開始，他經歷了幾次恐慌發作，他形容為「緊張不安」、「無來由的焦慮」。在佛蒙特州立醫院的最後一個月，他前後要了十次抗焦慮藥物「安定文」來幫助他克服恐慌，但這藥是會上癮的。他也提到，服用好度後，肢體躁動變得更加明顯，因此醫師開了可捷錠來緩解副作用。與此同時，查爾斯過去的因應模式也再次出現。在一次由醫護人員陪同的集體購物行程中，查爾斯無視醫院規定，趁機溜走，還大剌剌地手拿著一杯啤酒走回來。

最後幾個星期，查爾斯都在病房內準備出院事宜。他也開始著手剪貼、編輯過去十個月完成的幾百頁手稿。有天早上，他甚至前往醫院的理髮廳，剃淨鬍子、剪短頭髮，兩年來首度好好整理了儀容。回病房的路上，他在放置捐贈衣物的衣架前停下來。凡是想要重新添置新行頭的病患，都可以在那裡自由挑選，查爾斯也為自己挑了一套全新的穿搭。隨後，他穿著泛白發舊的西裝走進日間大廳，坐回自己習慣的座位時，無論病患或醫護人員都差點認不出他。大家的反應讓他感到受寵若驚。蒙森醫師說他看起來像換了一個人，他笑著回應：「我也覺得自己像變了一個人。現在，我得每天刮鬍子了。」

十一月二十七日，查爾斯的恐慌症再度發作，他幾乎整天都躺在床上。隔天早上，他仍舊在新的個案管理師的陪同下，離開佛蒙特州立醫院。他揹著一只垃圾袋，裡面全是他的手稿。雖然有條件出院的規定讓他無法得到完全的自由，而且他又再度被貼上妄想型思覺失調症的標籤，但查爾斯在另一條戰線贏得勝利：新罕布夏州的監護體系已經解散，他與該州再無干係。查爾斯回到伯靈頓，就算不是煥然一新，至少也不再是過去的樣子。教堂街上沒有人認出來，他就是去年冬天遊盪在市集廣場那個個頭高大、蓬頭垢面的流浪漢。

# 第十一章——非時之終

我父親告訴我「沒有理由放棄」時，他欺騙了我，用盡力氣不讓他垂死的世界汙染我的。他對自己也不誠實，因為他告訴自己，他有理由相信自己擁有未來、要相信人性。

不知道為什麼，查爾斯在一九九四年十一月二十八日從佛蒙特州立醫院出院後，就找到重新振作的力量。那天，他一定回顧了過去九年來為了重掌人生所做的掙扎——第一次從新罕布夏州立醫院被釋放後，他努力奮鬥，試圖找回生活的主導權。然而，經歷了這麼多苦難，失去了這麼多年的時光，他到底換來了什麼？直到隔一週，他終於能夠完全動用來自新罕布夏州的資金，才發現部分答案：在流浪街頭的這段期間，他的社會安全生活補助金，加上退休金支票，累積下來竟接近一萬一千美元。他在佛蒙特聯合信用銀行開了戶頭，前一年冬天他與這家銀行並無往來，也在教堂街租了間二樓的小公寓，離他之前常去的路尼思餐廳只有一個街廓。從窗戶能看見他住了十個月之久的那條街，那條差點讓他喪命的街道。

再度有了遮風擋雨的住所，卻也被四面牆孤立於世界之外，查爾斯仍有條不紊地開始重建自己的生活。他從銀行帳戶提領了三百美元，在伍爾沃斯百貨購買一整套衣物，包括一套便宜的西裝，準備日後求職時可穿。接下來的幾個午後，他坐在當地的影印店裡，對著電腦敲打鍵盤，憑記憶重新輸入自己的履歷，並撰寫數十封求職信，寄往新英格蘭地區和紐約州的各大學。他在電話一裝妥後，就馬上聯絡布魯克林波利預校和威廉瑪麗學院，索取校友通訊錄，以便與之前的同儕洽詢工作機會。

雖然從醫院有條件出院，父親對於現實與妄想的界線仍舊不清。他在現實世界中努力重建自己的人生，但又打心底相信聖誕節時能和我們團聚。搬進新公寓後不久，他就打電話給表哥克里弗，他們自一九九二年夏天後就不曾聯絡過。父親沒提到他曾淪落街頭十個月，也沒談及佛蒙特州立醫院的事，而是將重點放在未來。他告訴克里弗，聖誕節那天會重新迎娶我媽。儘管克里弗不相信，但他仍舊認為父親聽起來比前幾年的狀況好。他們聊到新年時要找個時間碰面，但沒有約定好日子。

一九九四年十二月，父親的公寓只有一位訪客——他新的個案管理師。我離開伯靈頓那天，曾在父親去世的公寓外跟他見過一面。他留著一撮海象般的八字鬍，戴著棒球帽，與我握手並表達哀悼後，他遞給我一個細長的紙盒，裡面是我父親的眼鏡。父親去世後，這副眼鏡不知怎地輾轉落到了他的手上。我心頭閃過一絲慰藉，至少在流浪街頭時，父親還能戴著這副眼鏡看清世界。我無法想像，身處冷漠又陌生的環境、卻看不清潛伏的敵意，會是怎樣的光景。隨即，一陣噁心感襲上心頭，我突然意識到，這副眼鏡曾經架在我父親的鼻梁上，無論是生前，還是死後。而此刻，它正靜靜地躺在我的掌心。

離開佛蒙特州立醫院後，查爾斯的個案管理師造訪過他好幾次。這位管理師早就聽聞市集廣場有個不尋常又難搞的遊民，見面後，卻對他外貌和舉止的大幅改變印象深刻。「他的外表有了巨大的變化，從一個戲劇性十足的流浪漢，變成一個衣著考究、乾淨俐落的人，走進任何店裡都不會引人側目，彷彿徹頭徹尾換了個人。」儘管在這幾週內，查爾斯的個案管理員聞到了他呼吸中的酒氣，由於對他過去的飲酒史一無所知，便未曾懷疑這場「轉變」是否真的如表面看來那般徹底。

個案管理師與查爾斯最後一次見面，是在一九九五年元旦當天。他記得，那天查爾斯似乎比平常略為激動。「那天早上我到達時，他正在一本活頁筆記簿上奮筆疾書，我問他在寫什麼，他說在寫一本書，但沒有告訴我內容是什麼。」同一天，查爾斯寫了封信給那位他幫忙拿到A成績的精神科助理，說妻小未能在聖誕節現身，他感到很失望。他還提到，恐慌症又全面復發，每次都不得不臥床好幾個小時。

隔日黃昏，查爾斯在公寓裡心臟病發，去世時孑然一身。從警方拍攝的場景照片可以看出，他並非猝然而亡，在斷氣前，他有足夠的時間意識到，自己的生命即將終結。就在那一刻，他明白自己輸了，那些迫害他的人終究占了上風：多年來不懈抗爭，最終沒有換來救贖，也沒有在最後一刻獲得任何對他奮鬥歷程的肯定，甚至沒有人在乎這一切將如何落幕。他曾從最深的絕境中奮力掙扎、回歸社會，從瘋狂的邊緣，從無家可歸的流浪歲月，從凍傷與飢餓的煎熬中挺身而出，最終卻孤身一人，無人聞問，倒在佛蒙特州伯靈頓一間陰暗狹小的公寓裡，了無聲息地迎來生命的終點。

如果不是一通出乎意料的陌生來電，我永遠不會知道父親曾經是個流浪漢。一九九五年一月，負責父親案件的警員打電話給克里弗，通知他父親死亡的消息，並且告訴他關於父親過去兩年的生活。出於同情，克里弗致電我母親時，只提到父親因為心臟病發作，隻身一人死在佛蒙特州伯靈頓的公寓裡。母親後來也是這樣轉告我。兩天後，父親在教堂街的房東打電話給我，提到父親的租約中有一項條款，規定他的遺產必須履行租約義務，包括賠償他居住期間對公寓造成的任何損害。

房東表示，公寓遭到嚴重破壞，但不是父親居住時造成的，而是死亡的結果。他宣稱父親的遺體過了好幾天都沒有人發現，並且詳細描述屍體腐敗的程度，細節駭人。例如，他提到由於「滲漏」的屍臭過於嚴重，即使經過徹底清潔和重新粉刷，他仍然無法將公寓租出去。我簡直無法相信自己聽到的事，一個住在離我三百英里遠、全然陌生的傢伙，用誇張的細節描述父親的屍身狀況，好像在推銷商品一樣。他要我支付清潔費，還有修繕期間無法出租的租金損失，而且，在他找到新的租客、或是合約到期之前，我必須持續付租金。最後房東收起他推銷的口吻，轉而威脅我，如果不照辦，他就要提告，還加了一句話強調，「我跟你父親很熟，我知道他會要求你付錢給我。」

我努力讓自己保持冷靜，請房東寄來租約的副本，好讓我能查看一下，也請他把我父親的個人物品，包括公寓裡的所有文件，以貨到付款的方式一併寄來。他答應隔天就寄出，但最終卻將我父親的東西都丟了，只寄來一張房屋損壞的費用估價單。為了查證房東所言是否屬實，我打電話給調查父親死因的警員。讓我鬆口氣的是，他告訴我，那具「無醫師見證的遺體」腐爛程度很輕微。（他解釋說，「無醫師見證的遺體」是警方對於未在醫療照護下死亡者的稱呼。）我拒絕支付房東要求的費用，房東便對我父親的遺產提出了扣押權，最終法院判給他清理費、押金以及解約金。

得知我將永遠看不到父親的遺物，我在掛斷電話前，要求警員盡可能鉅細靡遺地描述公寓的狀況。他提到父親的履歷、大學寄來的拒絕信，還有他的活頁筆記本。他接著提到，父親的遺物，和他的居住條件之間的反差，讓他感到困惑。他重複法醫抵達現場時說的那句話：「像這樣的知識分子，卻淪落至此——他怎麼會淪落到佛蒙特州伯靈頓市的這間公寓？」他接著隨口一提，說他後來發現父親一年前曾是教堂街上的流浪漢時，有多麼驚訝。而這幾句話帶給我的衝擊，幾乎不亞於得知父親離世的消息。

十四歲生日後，我只見過父親一次。一九九〇年夏天，我決定來一場公路之旅。某天早上簡單研究了一下地圖，便往魁北克出發。六個小時後，我開車經過新罕布夏州曼徹斯特時，天空下著傾盆大雨，我打算找個地方簡單吃個午餐。在比較健康的三明治和披薩間難以抉擇時，我忽然想到，一年半前與父親中斷音訊時，他就住在曼徹斯特。我想都沒有想，他的地址就出現在我的腦海中：史塔克街八十一號，四B棟。就在那時，我看到史塔克街的路牌，這個巧合讓我不得不承認冥冥間自有安排。

我沿著史塔克街慢慢開，把車停在八十一號門前，這棟六層樓的磚造建築有些白色飾邊。我透過雨幕望向大樓側面，找到四樓的窗戶，立刻知道我找到了父親的公寓：建築後方的兩扇窗戶被改造成簡易書架，層層書籍將它們完全遮住。我無法鼓起勇氣下車去按電鈴，也沒辦法就此離開，所以我找了個停車位，可以清楚看著八十一號的大門。我心跳加速，想到最後寫給父親的信：「我無法活在你的世界裡，你也不能活在我的世界。」我忍不住為這譏諷的情境放聲大笑。我錯了。不論我相信與否，我們活在同一個世界裡，最有力的證明，就是我此刻身處的情境：我原本只是打算造訪那個我父親曾經試圖逃往的國度，卻意外地走到了他家門前。

不一會兒，雨停了。我心不在焉地開始玩起小時候和父母長途旅行時，我不睡午覺卻一個人偷偷玩的遊戲：盯著擋風玻璃上的雨滴滑落，跟自己打賭哪一滴會最先抵達雨刷。贏得這場遊戲的關鍵，是挑選出在往下滑落的途中，會碰上最多水珠的那一顆水滴，因為每當兩滴水珠碰在一起，就會結合、加速下墜。當那些大水珠都滑落完了，我便轉向另一場遊戲。我開始將那些因重力停留在窗戶上的小水珠，和街口盞盞街燈對齊，靜靜地看著它們慢慢從紅轉綠、再變黃，又回到紅色。

然後，我看見他了。他從大約六十英尺外往八十一號的方向，也就是往我的車子走來。在這樣的距離外，他跟我十四歲生日時看到他的樣子幾乎沒有變。從他的外貌或是穿著打扮，完全看不出他「瘋」了。我看著他愈來愈近，他在短短走了三十英尺的時間裡，像是瞬間老了二十歲一樣。他髮量稀少，滿臉皺紋。我忽然意識到，他正盯著我看。我試著縮進車椅的輪廓裡，彷彿這樣能讓自己消失，直到他進入史塔克街八十一號的大門並消失在視線中，我才再次呼吸。他完全沒有看到我，我抬頭看著他的窗戶，希望再次看到他的身影，我大概就會知道該怎麼做，但能看到的只有他的書。雨又開始落下，我打開雨刷，又看了大樓一眼，然後把車開走。

父親去世後，我才得知他在一九九三年曾在伯靈頓流浪了整整十個月。我不禁想，如果我們的相遇不是發生在一九九〇年，而是一九九三年，我的反應會是什麼？我必須相信，若我當時在教堂街的長椅上看到他，身穿流浪漢的標誌性衣物，而不是在雨天走向史塔克街的公寓，我不會把車開走。我會試著幫助他。但如果一九九三年的他，與一九九〇年的他之間，只是程度上的差異，那麼問題來了——在這個漸變的光譜上，在哪個時刻，我才會克服恐懼與自我封閉，選擇主動接近他？根據一九九〇年個案管理員的筆記，從一九九〇年開始，父親就試圖找出那個臨界點——他的思維從理性轉為非理性的界線。而自從他去世以來，我也一直在尋找自己的臨界點，究竟在哪一刻，我的思維才從自我中心轉向真正的同理？

或許，自從父親去世後，我也無可避免地在他生前認識的人中，在我自己的朋友、家人，甚至是素未謀面的陌生人身上，尋找那個轉折點。我想知道，那個讓人從此走上一條截然不同道路的時刻，究竟是什麼。這是個重要的問題，也是一個讓人不寒而慄的問題。我們的社會對待思覺失調症患者的態度，顯示出一個人的苦難程度，並不能決定我們是否願意同情他。這些患者擁有與生命末期病人或重度殘疾者相似的英雄氣概——他們單憑求生的意志，向世界宣告自己對生命的熱愛。若說有所不同，他們的英勇甚至更為深刻，因為他們失去的不只是身體，而是比身體更重要的東西——他們的心智。

思覺失調症患者不只要面對自己的病癥，還要面對無所不在的歧視。先不說媒體塑造的思覺失調症形象，以及一般大眾（無論教育程度或背景如何）對他們的忽略，還有這個詞本身傳遞的意思，只要看我們對疾病和對精神疾病的歧視程度就知道。我們的日常語言充斥著對精神疾病經驗的挪用、貶低與嘲弄：「你是瘋子嗎？」「你一定是瘋了。」「我簡直要精神分裂了。」諸如此類的表達比比皆是。在這個過度強調「政治正確」的時代，唯獨精神疾患者未曾從中受惠。這類言論確實帶有偏見，我們可以透過一個簡單的測試來驗證：下次當你聽到有人這樣表達，試著把其中與精神疾病相關的詞彙換成「癌症」或「愛滋病」。那種幽默感——那種直覺式的分寸拿捏——會瞬間消失，因為我們被教導不該拿他人的苦痛開玩笑。但若那痛苦是因為精神疾病而生，大家就覺得嘲笑也沒關係了。

撇除苦痛這個因素不考慮，社會對思覺失調症患者的偏見就顯得更加明顯。只從經濟面來看，投入思覺失調症成因與治療的研究經費，遠比其他疾病少。根據國家衛生研究院最近的估算[9]，政府每投注一美元在思覺失調症上，用於研究的經費少於一美分。但癌症則完全相反，每一美元的癌症經費中，約有十美分是用在研究上；愛滋病則是每一美元中有十五美分用於研究。每當我對這件事想得太深入，或想到那些龐大的證據——證明人們的同情心其實是選擇性的，而從苦難的相對程度來說，它甚至顯得殘酷武斷——我就會強迫自己去看現實中的一隅：我會想起傑森．鮑爾曼的香菸，想起艾美．金和約翰．馬奇的咖啡，還有那位街友，他坐在我父親身旁，只因為他看得出父親需要找人說說話。如果這一切也無法讓我安心，我便回到父親教給我最重要的一課。

我在伯靈頓遇到的最後一個人，就是告訴我父親曾經流離失所的那位警員。我記得兩年前的對話中，他提到發現父親的遺體時，也發現父親的活頁筆記本。我與他聯繫，是因為想要知道他是否還記得筆記本的內容。這是他跟我說的：「那真是沒完沒了，一頁接著一頁。滿滿的艱深詞彙。我記得裡面有類似日記的紀錄，寫著當天發生的具體事件，還有很多關於市集的描述。不知道為什麼，我特別記得裡面提到了某張長椅。行人來來往往，他卻多次提起那張長椅，還有一個『流浪漢』坐在那裡——他用了這個詞。此外，還有很多讓人摸不著頭腦的內容，像是一種跟那張長椅有關的科學實驗。我真不明白那到底是什麼意思。」

這位警員是唯一在父親死後讀過他文字的人。雖然筆記本丟失，讓我永遠沒辦法知道父親的流浪人生，但他提到了「實驗」，表示他在離開佛蒙特州立醫院後，仍舊認為自己是思想控制的受害者。這些內容，再加上對流浪漢和公園長椅的記述，顯示他的最後一本書，正是他在街頭漂泊時，在腦海中反覆構思的那本抗議之書——他終於能夠借助紙筆，與一張書桌，將它付諸紙上。

9 此為二〇〇〇年的數據。

父親的力量讓我驚訝：他帶著絲毫無損的尊嚴回到伯靈頓，用內心存留的動力，再次寄出求職信給各大學。同時，他仍舊相信自己、相信人性，並且努力耕耘著他的著作。父親經歷的種種——成為街友，再度回到病人的角色，出院後發現實驗仍未結束而感到失望……這一切，都沒有澆熄他內心的渴望。他依然想要理解這個世界，依然想把自己的想法傳達出去，即使那個曾經傾聽的世界早已將他遺忘。他拒絕相信他的未來會如同過去一樣，一遍遍重蹈覆轍。

當我回顧自己的生活，以及那些一次次讓我偏離航線的愚蠢瑣事，就會記起父親在一九八六年十二月寫給我的信。四十三歲的他，寫給十七歲的我：「不論環境多麼不利——我的狀況就是這樣——永遠沒有理由放棄。」其實，放棄一向比堅持更容易、更合理，但這也是生命的奇蹟：多數人不論面對何種失望、悲劇、災厄，以及在死亡陰影下發生的好事和壞事，都還是堅持下去。我們編造了種種奇怪又複雜的故事——上帝、愛、正義、美善——把它們當成不容質疑的真理來奉行。我們不只欺騙自己，對我們的孩子也說了謊。我父親告訴我「沒有理由放棄」時，他欺騙了我，用盡力氣不讓他垂死的世界汙染我的——這讓他像個好爸爸。他對自己也不誠實，因為他告訴自己，他有理由相信自己擁有未來、要相信人性——這讓他變成一個好人。

正是父親的榜樣，給了我力量去承受他的離世，去面對他曾在寒冷的佛蒙特小鎮，以流浪漢身分度日的事實，也讓我有勇氣完成這本書。他最後那本未完成的著作，和我寫的這本互為鏡像，我們寫的是相同經驗的不同版本。我希望這本書多少能夠圓滿他沒能完成的著作。如果我能許個願望，我希望父親依舊健在，我就不必寫這本書了。現在書已來到尾聲，我相信他會理解我的意圖，並知道我不是另一個竭力摧毀他世界的合謀者。即便他可能會與我爭論，究竟哪個影像是真的，哪個只是鏡像，我仍願意相信，他會明白我對他的愛、敬仰與思念，並且知道，我終於領悟了他多年來試圖教會我的道理。

永遠沒有理由放棄。

# 謝辭

謹此感謝以下人士，沒有他們的協助，此書無法問世。

謝謝所有願意向我訴說父親往事的人們。

在紐約州就認識他的人：克里弗．艾瑞克森、保羅．費恩斯坦、西奧多．肯珀博士、詹姆斯．維金斯博士、約翰．奧德漢姆．湯姆．薩爾瓦托、喬治．謝爾曼、赫伯特．泰特爾鮑姆。

在維吉尼亞州認識他的人：布萊恩．夏波博士、達德利．詹森、韋恩．克諾德博士、埃德溫．萊恩博士、瓦爾德馬．萊利、理查．沃夫森、蕭梅．茨韋林。

在北卡羅萊納州認識他的人：理查・克萊默、伊藤聰、吉姆・維金斯。

在新罕布夏州認識他的人：黛比・貝克爾、肖恩・錢德勒、喬治・孔圖瓦、蘇珊・迪恩、黛安・蒂查索、羅伯特・德雷克博士、約翰・英格蘭德、喬里恩・約翰遜、海倫娜・拉韋爾、克拉茨・萊瑟曼、芭芭拉・馬洛尼、安妮・努特、約翰・奧馬利、蓋爾・佩奇、愛德華・羅文博士、珍妮特・史蒂爾斯、拉爾夫・托姆布雷以及羅伯特・維達弗博士。

在佛蒙特州認識他的人：羅伯特・布爾警員、約翰・伯查德博士、麥克・科恩、芭芭拉・柯林斯、弗雷德里克・科爾文警官、羅伯特・康倫、金博爾・戴尼奧、史蒂文・丹納赫、傑佛瑞・底格瑞、丹尼爾・多爾蒂警探、丹尼爾・福西、路易斯・海因斯、露絲・亨特、艾美・金、約翰・拉普、海倫・利里、大衛・萊恩斯、約翰・萊恩斯、亨利・麥克、約翰・馬奇、馬克・馬丁、詹姆斯・摩根、理查・蒙森博士、H. P. 帕爾默、傑森・帕爾默、威利斯・拉赫特、艾莉森・薩爾諾、傑利・施瓦茨、蓋瑞・西斯科、瑪麗蓮・斯科格倫德法官、桑德拉・史坦加德博士、凱瑟琳・史塔賓警官、羅拉・湯普森以及威廉・伍德拉夫博士。

感謝所有在低谷中陪伴我、幫助我撐下去的人們。

我的母親——她的支持、鼓勵、誠摯與堅韌，不僅成就了這本書中許多美好的篇章，也塑造了今天的我。

我的妻子克麗絲汀——她的愛、溫暖與寬厚，讓我重新看見未來的光亮。朱莉安娜・貝茲——是她的陪伴，讓我不至於在父親離世後，困於那揮之不去的身影之中。

喬吉、因塞奧特、皮西亞斯、達米安、德希瑞、波、瓊斯先生和史丹利——牠們教會我，最真摯的朋友往往是四隻腳的。

本書序言中的資料摘自《精神疾病診斷與統計手冊》第四版（DSM-IV，美國精神醫學學會，一九九四年）。第二章〈局外人〉中，關於瑪麗．貝克．艾迪的生平資訊則來自馬丁．加德納所著的《瑪麗．貝克．艾迪的療癒啟示》（*The Healing Revelations of Mary Baker Eddy*，普羅米修斯出版，一九九三年），這本書非常值得推薦給有興趣深入了解「基督科學箴言會」起源的讀者。

讀後書評

# 局外人

◎郭彥麟（台灣精神專科醫師）

你我都有一位父親，無從選擇，也難以逃避的父親。無論疏離或緊密，總有許多說不清的感情，若有似無地存在著。隨著生命無常地進展，父親總以各種料想不到的方式靠近或遠離，壓迫或支持；突然存在，或者永遠消失。

試著想像，你與他單獨坐在一張長椅上，你們有多靠近？你們會交換眼神嗎？你們談些什麼？分享什麼？你們，能沉默多久？共處多久？

你能如此想像你的父親嗎？而一旦這父親是消失的、失去理性的，是變得比你還脆弱依賴的，你又將如何理解與靠近？

父親總像個局外人，而我們也總迫切地想要成為父親生命的局外人，但就是這種置身局外的罪惡感，矛盾地將我們留在無形的長椅上，即使依然帶著憤怒，依然保持沉默。

作者的父親曾是優秀的大學教授，但罹患「思覺失調症」後，與母親離婚而消失在作者的生命裡，從此，他們成為彼此的局外人。

但罪惡感並沒有消失，情感像種子冬眠在記憶裡，在過往的照片與短信裡。當接到父親孤獨離世的消息時，種子萌芽了，罪惡感被惡夢驚醒。原來，消失的父親一直存在，作者曾以為，他在面對父親大量的妄想與失序之後，已對這破碎的靈魂毫無情感，毫無依戀。

十九歲那年，他直問父親是否患有思覺失調症，毫無病識感的父親憤怒而哀傷，回應了更多的妄想來否認自己的妄想，並指責他冷血無情。情緒沸騰的他，在回信裡告訴父親：「我無法活在你的世界裡，你也沒辦法活在我的世界裡。」從此斷了聯繫。

那是病人，不是父親。他以為自己早已接受這個想法。

但情感終究不是理智的，尤其是面對父親死亡的罪惡感。於是罪惡感讓他從局外人的位置，去追尋父親這個局外人生命晚年，孤獨而遙遠的軌跡。他想彌補，用看似全然理性的方式，將記憶的空缺填滿。但實際上，在追尋與書寫的過程中，你可以感受到滿滿的虧欠，即使我們都明白，作者並沒有真的背棄什麼。

只是非得如此，作者才能將空洞填滿，將非理性的罪惡感消化，才能以局外人的姿態，踏入父親遺留下來的妄想世界，與迂迴的死局裡。

父親失去理性了，但作者在父親的生命裡感受到了充沛的情感，看見了智慧的殘火與堅毅的勇氣。

當然，並非所有思覺失調症患者的生命故事都能如此豐富動人，在多數更鬆散的思考、凌亂的語言與貧乏的靈魂裡，情感失去現實的依靠，變得唐突莫名。那位父親可能否認自己有一位兒子，或認定兒子已被外星人入侵；智慧會破碎為訊息，胡亂地組合，無法被讀懂，遑論相信或不相信……而堅定，也只是與世界斷了聯繫的偏執與頑固。

能讀到這個不幸的故事，其實是相當幸運的，一方面是作者對父親的惦記，驅使他進行漫長的追溯。另一方面，父親沒有因疾病而崩解的語言與情感，也同樣幸運地被相對完整保存下來。父親的愛穿透了妄想，無形中，也牽引著作者完成這趟旅行。

困住父親一生的陰謀詭計，卻反而變成一道謎題，邀請兒子在父親的生命線索中，找回自己遺失的部分。這本書，其實是在完整作者因父親而藏匿起來的那個自己。

身為一位精神科醫師，我沒有這樣的幸運，但也沒這樣的難題。我像多數精神疾病患者的家屬一般，隔著一道看不見的厚牆，就安靜地待在局外人的位置。

我的母親患有躁鬱症，模糊的記憶裡，穿插著酒精、自傷與被害妄想。當初懵懂的我不是那麼明白，她與其他的母親有什麼不同。

躁鬱症畢竟相對溫馴，母親有信任的精神科醫師，也規律就醫，直到我大學離家前，她都還是一位傳統、盡責、努力，且明確愛著孩子的母親。但我也明白，她對於自己的情緒黑洞，有些無助，也有強烈的罪惡感。她會將酒瓶藏在洗碗槽下，努力克制自己不用酒精麻醉自己，但有些時候，敏感的她一旦被刺傷，失控的情緒也會劇烈地衝擊著我。於是，疾病讓母親產生了罪惡感，也讓我背負了罪惡感。

這是所有精神疾病家庭的原罪，不是任何一個人造成的，也不是任何一個人能夠獨自承擔的。但大多時候，我們也只能讓患者獨自承受。

母親一直在我身邊，但我並沒有留在母親身邊。我保持了距離，說服自己，在疲憊忙碌的醫師日常裡，已無能為力再靠近一步。

這是事實，但也是一種選擇。

母親住院時，我便抽空返家，再匆忙回到工作崗位，成為其他人的醫師。我極其感謝、信任且尊重母親的醫師，因此不去干涉母親的醫療，只期待自己能勉強扮演好一個兒子的角色。精神醫學讓我思考，我是否能再多做些什麼？但同時也讓我明白，多做些什麼，其實是無益的。母親離世當晚，我還在醫院，我脫下白袍，轉換回兒子的角色。那幾年每次返家，都因母親的疾病，而這次，也是因為母親，我才得以請兩週的長假。離開醫院的那兩週，我才明白我離母親有多遙遠。

我對母親為何在此刻選擇離開世界一無所知。我反覆檢查了手機，並沒有未接來電。這不是意料之外，臨床經驗告訴我，這是一個可能。但「可能」只是一個冰冷的機率，我幾乎想不起來，母親的聲音、背影，與她最後可能想說的話。那些，有溫度的東西。

我曾站在與作者類似的人生分割線上，但我並沒有做出一樣的選擇，寫出一本關於母親的書。我曾想去閱讀母親的病歷蒐集隻字片語，或者詢問母親的友人，拼湊母親的情感或面容，但我沒有那樣做。我讓分割線之後留白，我選擇讓遺憾維持遺憾的樣子，回憶也維持回憶的樣子。

除非母親親口告訴我，不然任何理由，都是我給自己的，而不是母親的。

這是我面對罪惡感的方式。作者回頭追尋父親的足跡，而我，帶著這樣的生命歷程繼續往前，走一條自己的路。我相信，母親是祝福我的，她也並沒有希望我一定要為她做些什麼。

而無論是選擇什麼方式，我們都永遠不會是局外人。

國家圖書館預行編目資料

我碎裂的父親/納旦尼爾．拉亨梅爾 (Nathaniel Lachenmeyer)著；楊語芸譯. -- 初版. -- 臺北市：寶瓶文化事業股份有限公司, 2025.06
面； 公分. -- (Vision ; 279)
譯自：The outsider : a journey into my father's struggle with madness.
ISBN 978-986-406-481-6(平裝)
1.CST: 拉亨梅爾(Lachenmeyer, Charles W.) 2.CST: 精神分裂症 3.CST: 通俗作品 4.CST: 美國
415.983 114007599

Vision 279

# 我碎裂的父親

作者／納旦尼爾．拉亨梅爾（Nathaniel Lachenmeyer）
譯者／楊語芸
選書、編輯／林婕伃

發行人／張寶琴
社長兼總編輯／朱亞君
副總編輯／張純玲
主編／丁慧瑋　編輯／李祉萱
美術主編／林慧雯
校對／林婕伃．丁慧瑋．劉素芬
營銷部主任／林歆婕　業務專員／林裕翔
財務／莊玉萍
出版者／寶瓶文化事業股份有限公司
地址／台北市110信義區基隆路一段180號8樓
電話／(02)27494988 傳真／(02)27495072
郵政劃撥／19446403 寶瓶文化事業股份有限公司
印刷廠／世和印製企業有限公司
總經銷／大和書報圖書股份有限公司 電話／(02)89902588
地址／新北市新莊區五工五路2號 傳真／(02)22997900
E-mail／aquarius@udngroup.com

著作完成日期／二〇〇〇年
初版一刷[5]日期／二〇二五年六月三十日
ISBN／978-986-406-481-6
定價／四三〇元
THE OUTSIDER: A JOURNEY INTO MY FATHER'S STRUGGLE WITH MADNESS
by NATHANIEL LACHENMEYER


意見回饋線上表單